Robert Wasner
Alphonse Mancini

Adelgazar con la jeringa

Guía médica de las inyecciones para adelgazar

bup

Robert Wasner
Alphonse Mancini

Adelgazar con la jeringa

Guía médica de las inyecciones para adelgazar

ISBN: 978-3-68904-390-2 (Rústica)
ISBN: 978-3-68904-402-2 (libro electrónico)

Derechos de autor: Bremen University Press, Bremen, 2024.
El manuscrito no puede ser utilizado ni total ni parcialmente sin el consentimiento previo por escrito del editor.

Primera edición
Manuscrito nº 1379
Abril de 2024
Impreso en la Unión Europea
bup@bremenuniversitypress.com
www.bremenuniversitypress.com

Robert Wasner
Alphonse Mancini

Adelgazar con la jeringa

Guía médica de las inyecciones para adelgazar

Visión general

INTRODUCCIÓN AL TEMA DE LAS INYECCIONES PARA ADELGAZAR	5
TIPOS DE JERINGUILLAS ADELGAZANTES	11
LA CIENCIA DETRÁS DE LAS INYECCIONES PARA ADELGAZAR	25
ÉXITO DE LAS INYECCIONES PARA ADELGAZAR	32
EFECTOS A LARGO PLAZO Y SOSTENIBILIDAD DE LA PÉRDIDA DE PESO	43
RIESGOS Y EFECTOS SECUNDARIOS	46
¿QUÉ INYECCIÓN ADELGAZANTE PARA QUIÉN?	72
USO ÓPTIMO DE LAS JERINGUILLAS PARA ADELGAZAR	95
FUENTES DE SUMINISTRO	105
CONSIDERACIONES ÉTICAS Y SOCIALES	107
NUEVOS MEDICAMENTOS, CONCLUSIÓN Y PERSPECTIVAS	110

Índice

INTRODUCCIÓN AL TEMA DE LAS INYECCIONES PARA ADELGAZAR — 5

HISTORIA DE LAS JERINGUILLAS ADELGAZANTES — 8

TIPOS DE JERINGUILLAS ADELGAZANTES — 11

ÚLTIMAS HOMOLOGACIONES Y TENDENCIAS DEL MERCADO — 11
TIPOS DE JERINGAS PARA ADELGAZAR Y SUS ÁMBITOS DE APLICACIÓN — 13
FORMAS DE DOSIFICACIÓN — 16
FABRICANTE Y DISTRIBUIDOR — 17
NOVO NORDISK — 17
ELI LILLY AND COMPANY — 18
OREXIGEN THERAPEUTICS (AHORA PARTE DE NALPROPION PHARMACEUTICALS) — 19
RHYTHM PHARMACEUTICALS — 19
ASTRAZENECA — 19
SANOFI — 20
PFIZER — 20
BOEHRINGER INGELHEIM Y ELI LILLY — 20
VIVUS INC. — 20
NALPROPION PHARMACEUTICALS — 21
EISAI CO. — 21
JANSSEN PHARMACEUTICALS — 21
MERCK & CO. — 22
LÍDER DEL MERCADO — 22

LA CIENCIA DETRÁS DE LAS INYECCIONES PARA ADELGAZAR — 25

¿CÓMO FUNCIONAN LAS INYECCIONES PARA ADELGAZAR? — 26
PRINCIPIOS ACTIVOS Y MECANISMOS DE ACCIÓN — 28
COMPARACIÓN DE LA EFICACIA DE DIFERENTES INYECCIONES PARA ADELGAZAR — 29

ÉXITOS DE LAS INYECCIONES PARA ADELGAZAR — 32

ESTUDIOS CLÍNICOS	32
SERIE DE ESTUDIOS STEP SOBRE SEMAGLUTIDA	32
ESTUDIO SELECT PARA SEMAGLUTIDA	34
SERIE DE ESTUDIOS SCALE PARA LIRAGLUTIDA	36
ESCALA OBESIDAD Y PREDIABETES	36
ESCALA DIABETES	37
ESTUDIO LIGHT DE NALTREXONA-BUPROPIÓN (CONTRAVE)	38
CONTRAVE	40

EFECTOS A LARGO PLAZO Y SOSTENIBILIDAD DE LA PÉRDIDA DE PESO — 43

RIESGOS Y EFECTOS SECUNDARIOS — 46

EFECTOS SECUNDARIOS FRECUENTES	46
EFECTOS SECUNDARIOS POCO FRECUENTES	47
PANCREATITIS	48
ENFERMEDADES DE LA VESÍCULA BILIAR	49
PROBLEMAS RENALES	50
CARCINOMA DE TIROIDES	52
RETINOPATÍA DIABÉTICA	54
RIESGOS PARA LA SALUD A LARGO PLAZO DE LAS INYECCIONES PARA ADELGAZAR	56
RIESGOS PARA DETERMINADOS SISTEMAS ORGÁNICOS	56
EFECTOS HORMONALES Y CELULARES A LARGO PLAZO	57
RECOMENDACIONES PARA EL USO A LARGO PLAZO	58
RIESGOS PARA DETERMINADOS SISTEMAS ORGÁNICOS	58
EFECTOS HORMONALES Y CELULARES A LARGO PLAZO	61
CONTRAINDICACIONES	64
MEDIDAS CAUTELARES	68
MEZCLA DE DIFERENTES MEDICAMENTOS	69

¿QUÉ INYECCIÓN ADELGAZANTE PARA QUIÉN? — 72

SELECCIÓN POR PREPARACIÓN	72
AGONISTAS DEL RECEPTOR GLP-1 (WEGOVY, SAXENDA, TRULICITY)	72
ANÁLOGOS DE LA AMILINA (SYMLIN)	78
PREPARADOS COMBINADOS (CONTRAVE)	80

EL ESTADO DE SALUD COMO CRITERIO DE SELECCIÓN	82
INTERACCIONES CON OTROS MEDICAMENTOS COMO CRITERIO	83
EFECTOS SECUNDARIOS COMO CRITERIO DE SELECCIÓN	85
EFECTOS A LARGO PLAZO COMO CRITERIO DE SELECCIÓN	87
LA DISPONIBILIDAD COMO CRITERIO DE SELECCIÓN	89
EL COSTE COMO CRITERIO DE SELECCIÓN	90
PRECIOS DE MERCADO Y FABRICANTES	90
COSTES ADICIONALES	91
COBERTURA DEL SEGURO	91

USO ÓPTIMO DE LAS JERINGUILLAS DE ADELGAZAMIENTO   95

APLICACIÓN Y DOSIFICACIÓN CORRECTAS	95
ENTRENAMIENTO AUTOINYECCIÓN	95
SELECCIÓN DEL LUGAR DE INYECCIÓN	96
INSTRUCCIONES DE DOSIFICACIÓN	96
SEGUIMIENTO Y PERSONALIZACIÓN	97
COMBINACIÓN CON PLANES DE NUTRICIÓN Y PROGRAMAS DE EJERCICIO	97
PLANES DE NUTRICIÓN	98
PROGRAMAS DE EJERCICIO	99
REVISIÓN Y AJUSTE PERIÓDICOS	99
SEGUIMIENTO MÉDICO DEL TRATAMIENTO	100
DURACIÓN DEL TRATAMIENTO	101
INTERRUPCIÓN DEL TRATAMIENTO	102

FUENTES DE SUMINISTRO   105

CONSIDERACIONES ÉTICAS Y SOCIALES   107

NUEVOS MEDICAMENTOS, CONCLUSIÓN Y PERSPECTIVAS   110

Introducción al tema de las inyecciones para adelgazar

Cada vez estamos más gordos, e incluso más allá de los problemas de salud asociados, a menudo no nos gusta. Nuestros amigos de YouTube y TikTok tienen mucho mejor aspecto. Pero, ¿qué podemos hacer? ¿La décima dieta? ¿Por qué debería funcionar de golpe?

Se sabe que el creciente problema del aumento de peso en todo el mundo se debe a diversos factores. Los cambios en los hábitos alimentarios desempeñan un papel importante, ya que los alimentos procesados ricos en azúcar, grasa y sal son cada vez más fáciles de conseguir y, a menudo, más baratos que las opciones saludables. Estos alimentos provocan un aumento de la ingesta de calorías sin ser correspondientemente nutritivos.

Al mismo tiempo, el estilo de vida de muchas personas ha cambiado significativamente. El mundo moderno del trabajo y el ocio se caracteriza cada vez más por actividades sedentarias, lo que reduce enormemente la actividad física. Esta falta de ejercicio es un factor decisivo en el aumento mundial de la obesidad.

Las condiciones económicas también influyen en el comportamiento alimentario. En muchos países, la comida sana es más cara y difícil de conseguir que la comida rápida y otras opciones poco saludables. A esto se añade el estrés psicológico, que a menudo conduce a un aumento del comportamiento alimentario, ya que muchas personas utilizan la comida para hacer frente al estrés. Este factor emocional puede verse exacerbado por la disponibilidad constante de alimentos y la publicidad de alimentos poco saludables.

El entorno en el que viven las personas también influye. La falta de lugares seguros y accesibles para la actividad física y un entorno que fomente el consumo de alimentos poco saludables contribuyen al aumento de peso.

Por otra parte, muchas dietas fracasan regularmente porque suelen ser poco realistas y difíciles de mantener. A menudo requieren cambios drásticos y desagradables en la dieta que son difíciles de mantener a largo plazo. También pueden provocar una sensación de privación, lo que aumenta el riesgo de ansiedad por la comida. Además, muchas dietas se centran en la pérdida rápida de peso en lugar de en cambios dietéticos a largo plazo, lo que a menudo conduce al llamado efecto yo-yo, en el que el peso perdido se recupera rápidamente.

Estas condiciones marco exigen un enfoque global e innovador para combatir la epidemia. En este sentido, las inyecciones para adelgazar desempeñan un papel cada vez más importante.

Se trata, en pocas palabras, de inyecciones médicas utilizadas para ayudar a perder peso. También se conocen como inyecciones adelgazantes o inyecciones contra la obesidad y se recetan principalmente a personas con sobrepeso u obesidad, sobre todo si existen problemas de salud asociados, como diabetes de tipo 2, hipertensión arterial o enfermedades cardiovasculares. Hoy en día, sin embargo, las inyecciones adelgazantes también se utilizan cada vez más para "simplemente perder peso", aunque no existan indicaciones médicas sólidas.

El modo de acción de estos fármacos se basa en imitar o potenciar las hormonas que están presentes de forma natural en el organismo y regulan la ingesta de alimentos y el metabolismo energético. Muchas inyecciones para adelgazar aumentan la sensación de saciedad retrasando el vaciado gástrico o actuando directamente sobre el centro del cerebro responsable de la sensación de hambre. Como resultado, la persona se siente saciada más rápidamente, come menos y puede perder peso más fácilmente.

Las inyecciones para adelgazar han atraído mucha atención en los últimos años, sobre todo porque permiten perder peso de forma claramente mensurable, lo que de hecho se ha demostrado en estudios clínicos. Su eficacia, combinada con la capacidad de mantener el peso reducido a largo plazo, las diferencia de los enfoques dietéticos tradicionales. El conocimiento de estos medicamentos también ha aumentado gracias al uso y la recomendación de famosos, lo que a su vez ha dado lugar a una amplia cobertura mediática, especialmente en los canales de las redes sociales. Aquí, el crecimiento incontrolado es inevitable.

Además, la creciente disponibilidad de estos tratamientos, sobre todo gracias a las autorizaciones de las autoridades sanitarias y a la posibilidad de prescribirlos a través de la telemedicina o internet, ha contribuido a que cada vez más personas tengan acceso a estos medicamentos. Esto coincide con una creciente concienciación pública sobre los riesgos para la salud asociados a la obesidad, como la diabetes y las cardiopatías. Por ello, las inyecciones para adelgazar suelen considerarse una opción esperanzadora para quienes buscan soluciones eficaces de control de peso. En resumen, si las inyecciones para adelgazar no existieran ya, habría que inventarlas.

La investigación y el desarrollo en curso en este campo también prometen nuevas mejoras e innovaciones, lo que aumenta aún más el interés científico y público. Todos estos factores juntos hacen de las inyecciones adelgazantes un tema muy debatido que tanto los expertos médicos como el público en general consideran un avance potencial en la lucha contra la epidemia de obesidad.

Historia de las jeringuillas adelgazantes

Las inyecciones adelgazantes no existen desde hace mucho tiempo, sino que son una novedad relativamente reciente que acaba de generalizarse y, por tanto, es objeto de acalorados debates.

La historia comenzó a finales del siglo XX, cuando los científicos trataron de descubrir y comprender las vías hormonales y neuroquímicas que regulan el hambre y la saciedad. Un momento crucial en la historia de esta intervención médica fue el descubrimiento del péptido-1 similar al glucagón (GLP-1), una hormona liberada por las células intestinales después de comer que influye tanto en la secreción de insulina como en la saciedad.

El péptido-1 similar al glucagón se descubrió a principios de la década de 1980. Este descubrimiento formaba parte de un campo más amplio de investigación sobre el intestino y su papel en la regulación de la fisiología corporal, especialmente en relación con la secreción de insulina y el metabolismo de la glucosa. El GLP-1 pertenece a una clase de hormonas conocidas como incretinas. Estas hormonas son secretadas por el intestino después de comer y desempeñan un papel importante en el control de la cantidad de insulina liberada por el páncreas en respuesta a la ingesta de alimentos.

La investigación que condujo a la identificación del GLP-1 contribuyó significativamente a la comprensión de cómo el organismo regula los niveles de glucosa y sentó las bases para el posterior desarrollo de los agonistas del GLP-1 como agentes terapéuticos tanto contra la diabetes de tipo 2 como contra la obesidad.

Los primeros ensayos médicos con agonistas del GLP-1 se centraron inicialmente en el tratamiento de la diabetes, pero pronto quedó claro que estos principios activos también podían ayudar a perder peso.

La liraglutida fue desarrollada por Novo Nordisk en 2005 y se utilizó inicialmente para tratar la diabetes. Tras otros estudios que confirmaron su eficacia en la pérdida de peso, se aprobó en 2014 con el nombre comercial de

Saxenda específicamente para el tratamiento de la obesidad. Esta aprobación marcó un hito importante en la historia de las inyecciones para adelgazar, ya que fue uno de los primeros medicamentos desarrollados y aprobados específicamente para este fin.

La investigación y el desarrollo posteriores condujeron a nuevos avances, como la introducción de la semaglutida (Wegovy), que fue aprobada por la FDA estadounidense en 2021 específicamente para la pérdida de peso y demostró una eficacia aún mayor que los fármacos anteriores en los ensayos clínicos. Estas nuevas generaciones de inyecciones para la pérdida de peso ofrecen regímenes de dosificación mejorados y sus efectos son aún más específicos, lo que las convierte en una valiosa herramienta en la lucha contra la epidemia de obesidad.

Así, los descubrimientos iniciales en el campo de la fisiología endocrina y las innovaciones médicas resultantes han sentado las bases para el desarrollo de las inyecciones adelgazantes actuales. Estos avances reflejan la creciente comprensión por parte de la comunidad científica de la obesidad como una enfermedad multifactorial y la necesidad de un tratamiento específico y eficaz.

Tipos de jeringuillas adelgazantes

El desarrollo moderno y el uso de inyecciones para adelgazar se han caracterizado por importantes avances en biotecnología y farmacología. Estos avances han conducido a la producción de fármacos muy eficaces que se dirigen específicamente a los sistemas hormonales del organismo para regular el hambre y mejorar la producción de insulina. La tecnología actual en la producción de estos fármacos incluye tecnologías de ADN recombinante, procesos avanzados de purificación y formulaciones mejoradas que permiten una vida media más larga de los principios activos y una aplicabilidad simplificada.

Últimas homologaciones y tendencias del mercado

En los últimos años, los agonistas de los receptores de GLP-1, en particular la semaglutida (comercializada como **Wegovy**), han suscitado un gran interés entre la comunidad médica y el público. Esta clase de fármacos actúa imitando la hormona natural GLP-1, que desempeña un papel fundamental en el metabolismo de la glucosa y el mecanismo de control del apetito. Los efectos del GLP-1 son, entre otros, potenciar la liberación de insulina en respuesta a la ingesta de alimentos, ralentizar el vaciado gástrico y aumentar la sensación de saciedad, lo que en última instancia conduce a una reducción de la ingesta de alimentos.

La semaglutida está especialmente en el punto de mira, ya que ha demostrado beneficios en la pérdida de peso superiores a los conseguidos con fármacos anteriores de esta clase. Tras su aprobación original como tratamiento de la diabetes con el nombre de **Ozempic**, la semaglutida recibió la aprobación con el nombre de **Wegovy** específicamente para el tratamiento de la obesidad en EE.UU. y Europa. La aprobación se basó en amplios ensayos clínicos que mostraron una reducción media de peso de alrededor del 15% del peso corporal, un resultado raramente alcanzado en anteriores terapias contra la obesidad.

La popularidad de la semaglutida y otros agonistas de los receptores GLP-1, como la liraglutida (**Saxenda**) y la dulaglutida (**Trulicity**), también se debe a su relativa seguridad y buena tolerabilidad. Estos fármacos tienen un perfil de efectos secundarios favorable en comparación con muchos fármacos antiguos para la pérdida de peso, lo que los convierte en la opción preferida para el uso a largo plazo. Estas características, junto con su buena eficacia, han hecho que estos fármacos se consideren opciones de tratamiento que cambian la vida no sólo de las personas con obesidad, sino también de quienes padecen problemas de salud relacionados con el peso.

La creciente popularidad de esta clase de fármacos subraya la aceptación cada vez mayor de los tratamientos farmacológicos de la obesidad, una enfermedad que tradicionalmente se ha abordado con dieta y ejercicio, pero que a menudo requiere una intervención terapéutica adicional para ser tratada de forma eficaz y duradera.

Estas autorizaciones subrayan la tendencia hacia fármacos desarrollados específicamente para su uso a largo plazo en programas de control de peso. El mercado de las inyecciones para adelgazar crece a medida que aumenta la prevalencia de la obesidad en todo el mundo y la necesidad de opciones terapéuticas eficaces.

Tipos de jeringas adelgazantes y sus ámbitos de aplicación

Los avances en las inyecciones para adelgazar han dado lugar a una variedad de opciones de tratamiento que pueden personalizarse para satisfacer las necesidades individuales y las condiciones médicas de los pacientes. Estos avances reflejan el conocimiento avanzado de los mecanismos corporales y los efectos hormonales que los investigadores y los profesionales médicos han ido adquiriendo a lo largo de los años.

Los agonistas de los receptores de GLP-1, como la liraglutida y la semaglutida, son actualmente los líderes de este grupo y utilizan el principio de la hormona natural GLP-1. Esta hormona se libera después de comer y actúa de varias maneras: Estimula la liberación de insulina cuando aumentan los niveles de glucosa en sangre, retrasa el vaciado gástrico y favorece así una sensación de saciedad más prolongada, lo que a su vez ayuda a reducir la ingesta de alimentos. Estos efectos hacen que los agonistas de los receptores de GLP-1 sean especialmente eficaces en el tratamiento de la obesidad y han contribuido a convertirlos en una opción popular para las estrategias de control de peso a largo plazo.

Las terapias combinadas, como la combinación de **bupropión** y **naltrexona, conocida con el** nombre comercial de **Contrave**, ofrecen un enfoque multimecanicista. **El bupropión** es un antidepresivo que también se utiliza para dejar de fumar y se sabe que tiene efectos supresores del apetito, mientras que **la naltrexona** se utilizó originalmente para tratar la dependencia de los opiáceos y el alcohol. Esta combinación pretende influir en las vías neuroquímicas del cerebro que controlan los antojos y los centros de recompensa, aumentando al mismo tiempo la sensación de saciedad. Esto convierte a **Contrave** en una herramienta eficaz para las personas que tienen dificultades para controlar sus hábitos alimentarios.

La investigación de otras terapias hormonales centradas en la modulación de los efectos del cortisol ofrece un enfoque innovador en la lucha contra la obesidad, sobre todo en lo que respecta al aumento de peso inducido por el estrés. **El cortisol**, a menudo denominado "hormona del estrés", desempeña un papel central en el sistema de respuesta al estrés del organismo. En situaciones de estrés crónico, el aumento de la producción de cortisol puede dar lugar a diversos cambios metabólicos, como el aumento del apetito, el aumento de peso y una distribución desfavorable de la grasa, normalmente alrededor de la zona abdominal.

Las terapias dirigidas a regular el **cortisol** podrían reducir los efectos negativos del estrés sobre el peso corporal. Estos enfoques no sólo influirían directamente en los niveles de cortisol, sino que también actuarían sobre las complejas interacciones entre el estrés, el hambre y el metabolismo de las grasas. Podría ser una forma eficaz de reducir los antojos de comida inducidos por el estrés y de comer en exceso, controlando así el aumento de peso.

El desarrollo de este tipo de terapias es especialmente relevante en un momento en el que muchas personas están expuestas a un mayor estrés psicológico y social, lo que a menudo conduce a hábitos alimentarios poco saludables y, en última instancia, a la obesidad. Si se abordan las vías bioquímicas en las que influye **el cortisol, se** podría ofrecer una estrategia de tratamiento multidimensional que tenga en cuenta no sólo los aspectos fisiológicos de la obesidad, sino también los psicológicos.

Sin embargo, la investigación en este campo es aún relativamente reciente y entre los retos que plantea el desarrollo de tales terapias figuran la determinación precisa de la dosis, la evitación de efectos secundarios y la personalización del tratamiento para lograr resultados óptimos. No obstante, el potencial de estos enfoques terapéuticos para mejorar la calidad de vida de los afectados y reducir los costes sanitarios asociados a la obesidad y las enfermedades relacionadas con el estrés los convierte en un prometedor campo de investigación de la ciencia médica.

Formas de dosificación

Las inyecciones adelgazantes suelen presentarse en forma de inyecciones subcutáneas que los propios pacientes pueden administrarse. Esta forma de dosificación ha demostrado su eficacia porque permite una liberación controlada del principio activo y garantiza la absorción directa en el torrente sanguíneo. A continuación se ofrecen algunos detalles sobre las formas de dosificación más comunes y su aplicación:

- Pluma precargada o inyector: Muchas jeringuillas para adelgazar, como las que contienen agonistas del receptor de GLP-1 (por ejemplo, liraglutida, semaglutida), se ofrecen en forma de pluma precargada o inyector. Estas plumas son fáciles de usar y permiten a los pacientes inyectarse ellos mismos con una formación mínima. Las plumas suelen estar equipadas con una aguja fina, lo que hace que la inyección sea menos dolorosa.
- Posología y frecuencia de uso: La mayoría de las inyecciones adelgazantes se administran una vez al día o una vez a la semana. La dosis exacta y la frecuencia de administración dependen del medicamento específico y de las necesidades individuales del paciente. Por ejemplo, la liraglutida se inyecta a diario, mientras que la semaglutida y la

tirzepatida suelen administrarse una vez a la semana.
- **Instrucciones para la autoinyección:** Cuando se prescribe por primera vez, los pacientes suelen recibir instrucciones detalladas de un profesional sanitario sobre cómo realizar la inyección correctamente. Esto incluye instrucciones sobre cómo almacenar el medicamento, cómo preparar la inyección y cómo desechar las agujas.

Mediante estas formas de inyección, los principios activos pueden administrarse eficazmente en el organismo, lo que en muchos casos conduce a una pérdida de peso significativa. La autoadministración de estas inyecciones también ofrece una opción cómoda para los pacientes que pueden tener dificultades para acudir a citas médicas regulares.

Fabricante y distribuidor

Diversas empresas farmacéuticas desarrollan y comercializan inyecciones adelgazantes basadas en mecanismos de acción específicos. A continuación se ofrece una visión general de algunos de los fabricantes más conocidos y de los productos que ofrecen:

Novo Nordisk

- **Saxenda (liraglutida)**: Desarrollado originalmente para el tratamiento de la diabetes de tipo 2 (con el nombre de **Victoza**), Saxenda está aprobado específicamente para la pérdida de peso en adultos con un IMC igual o superior a 30 o igual o superior a 27 con al menos una comorbilidad relacionada con el peso.

- **Wegovy (semaglutida)**: Una dosis más alta del principio activo semaglutida, también conocido como **Ozempic,** para el tratamiento de la diabetes de tipo 2. Wegovy está aprobado específicamente para el tratamiento crónico del control del peso.

- **Ozempic (semaglutida)**: Aunque está aprobado principalmente para el tratamiento de la diabetes de tipo 2, Ozempic también ha demostrado que puede provocar una pérdida de peso significativa y mensurable. En muchos casos, Ozempic se utilizó para adelgazar de forma no autorizada antes de que se aprobara específicamente para este fin con el nombre de Wegovy.

Eli Lilly and Company

- **Trulicity (dulaglutida)**: Aunque está aprobado principalmente como tratamiento de la diabetes, Trulicity también es eficaz para perder peso y se utiliza con este fin en algunos casos.

Orexigen Therapeutics (ahora parte de Nalpropion Pharmaceuticals)

- **Contrave (bupropión y naltrexona)**: Este medicamento combina dos principios activos con mecanismos diferentes destinados a reducir el apetito y aumentar la sensación de saciedad. Está específicamente autorizado para el control del peso.

Rhythm Pharmaceuticals

- **Imcivree (setmelanotida)**: Se trata de un tratamiento específico para pacientes con trastornos genéticos raros de la obesidad. Imcivree está aprobado para el tratamiento de adultos y niños a partir de 6 años con determinados trastornos genéticos que provocan obesidad.

AstraZeneca

- **Bydureon (exenatida)**: Se trata de una forma del agonista del receptor GLP-1 exenatida, que se utiliza para el tratamiento de la diabetes de tipo 2 pero que también puede tener efectos positivos sobre la pérdida de peso. Bydureon suele inyectarse una vez a la semana.

Sanofi

- **Soliqua/Suliqua (insulina glargina y lixisenatida):** Este producto combinado, que incluye una insulina de acción prolongada y un agonista del receptor GLP-1, se utiliza para tratar la diabetes de tipo 2, pero también puede ayudar a perder peso.

Pfizer

- **Rybelsus (semaglutida oral):** Se trata de una formulación oral de semaglutida aprobada para el tratamiento de la diabetes de tipo 2. Al igual que **Ozempic,** Rybelsus también puede ayudar a perder peso, aunque no se comercializa específicamente para esta indicación.

Boehringer Ingelheim y Eli Lilly

- **Jardiance (empagliflozina):** Desarrollado originalmente para tratar la diabetes de tipo 2, este fármaco inhibidor del SGLT2 ha demostrado que también puede contribuir a la pérdida de peso, especialmente en pacientes diabéticos.

Vivus Inc.

- **Qsymia (fentermina y topiramato):** Qsymia combina fentermina, un supresor del apetito, con topiramato, un fármaco desarrollado originalmente para tratar la epilepsia que también favorece la sensación de saciedad. Este fármaco está aprobado específicamente para la pérdida de peso y se suele utilizar en pacientes que no sólo tienen sobrepeso, sino también comorbilidades como hipertensión o diabetes de tipo 2.

Nalpropión Farmacéutica

- **Contrave** (bupropión y naltrexona): Como ya se ha mencionado, Contrave combina dos principios activos para la pérdida de peso. Originalmente desarrollado por Orexigen Therapeutics, ahora es comercializado por Nalpropion Pharmaceuticals.

Eisai Co.

- **Belviq (lorcaserina):** este fármaco, que afecta a la actividad de los receptores de serotonina en el cerebro para aumentar la sensación de saciedad, fue aprobado en EE.UU. para la pérdida de peso, pero se retiró del mercado debido a la preocupación por los posibles riesgos de cáncer.

Janssen Pharmaceuticals

- **Invokana (canagliflozina):** Inhibidor del SGLT2 desarrollado originalmente para el tratamiento de la diabetes de tipo 2. Al igual que otros inhibidores del SGLT2, Invokana también puede contribuir a la pérdida de peso al hacer que el organismo excrete el exceso de azúcar a través de la orina.

Merck & Co.

- **Steglatro (ertugliflozina):** También es un inhibidor de SGLT2 que está aprobado para el tratamiento de la diabetes de tipo 2 y ofrece posibles beneficios para la pérdida de peso.

Estas y otras empresas y sus productos demuestran la variedad de enfoques y mecanismos de que se dispone actualmente para el tratamiento del sobrepeso y la obesidad.

Líder del mercado

Novo Nordisk y Eli Lilly son actualmente las empresas líderes en el mercado de inyecciones para adelgazar, sobre todo en la categoría de agonistas del receptor GLP-1 específicamente diseñados para la pérdida de peso. Novo Nordisk, empresa farmacéutica danesa, tiene una influencia significativa en el campo de las terapias de control de peso con productos como **Saxenda** y **Wegovy**.

Eli Lilly, con sede en EE.UU., compite estrechamente con Novo Nordisk y ha demostrado una fuerte presencia en el mercado con **Trulicity,** que también permite perder peso de forma significativa. Además, Eli Lilly está desarrollando **tirzepatide, que se considera un** gran avance en el sector por su eficacia potencialmente elevada para la pérdida de peso y pronto podría desempeñar un papel importante en el mercado. **La tirzepatida es un** fármaco innovador especialmente prometedor para el tratamiento de la diabetes de tipo 2 y la obesidad. Como doble agonista de los receptores GIP y GLP-1, la tirzepatida simula los efectos de dos hormonas incretinas, lo que le permite regular los niveles de glucosa en sangre y aumentar la saciedad. Ello se traduce en una mejora del control glucémico y una pérdida de peso significativa.

La particular combinación de efectos que ofrece **la tirzepatida**, a saber, favorecer la secreción de insulina en función de los niveles de glucosa en sangre y reducir simultáneamente la ingesta de alimentos al aumentar la saciedad, hace que el fármaco sea especialmente valioso en el futuro. Estas propiedades son cruciales, ya que muchas personas con diabetes de tipo 2 también padecen sobrepeso u obesidad, y un tratamiento que aborde eficazmente ambas afecciones puede mejorar significativamente la salud y reducir el riesgo de complicaciones relacionadas con la diabetes.

Los resultados de los ensayos clínicos han impresionado especialmente a la comunidad médica, ya que **la tirzepatida** no sólo demostró una mayor eficacia en el control de la glucemia que los agonistas del receptor GLP-1 existentes, sino que también produjo una notable pérdida de peso. Este potencial sitúa a **la tirzepatida en el** centro de las esperanzas de una nueva generación de terapias para la diabetes y el control del peso que podrían tanto mejorar la calidad de vida como ofrecer opciones terapéuticas más completas y eficaces a los pacientes. La combinación de efectos terapéuticos en un solo fármaco supone un avance significativo y simboliza el progreso de la investigación farmacéutica que podría revolucionar el tratamiento de las enfermedades metabólicas.

Novo Nordisk y Eli Lilly ya han alcanzado una posición dominante gracias al desarrollo de medicamentos eficaces y seguros contra la obesidad y la diabetes, y siguen invirtiendo significativamente en investigación y desarrollo para abrir nuevas opciones de tratamiento. Su liderazgo también se ve reforzado por amplios ensayos clínicos y una fuerte presencia mundial, lo que contribuye a configurar el mercado de las terapias para el control del peso.

La ciencia detrás de las inyecciones para adelgazar

Las inyecciones adelgazantes utilizan complejos procesos fisiológicos tanto para reducir el apetito como para influir en la producción de insulina, lo que las convierte en un método eficaz para el control del peso y el tratamiento de enfermedades metabólicas. En particular, el grupo de los agonistas de los receptores de GLP-1, frecuentemente utilizados en estos fármacos, desempeña un papel central.

Estos fármacos imitan el efecto de hormonas naturales como el péptido-1 similar al glucagón (GLP-1). El GLP-1 se produce en el intestino delgado tras la ingesta de alimentos y es crucial para regular los niveles de glucosa en sangre y el apetito. Al unirse a los receptores del GLP-1, estos fármacos estimulan la liberación de insulina del páncreas de forma dependiente de la glucosa, es decir, la secreción de insulina aumenta cuando se elevan los niveles de glucosa en sangre, lo que evita la sobreproducción de insulina y la hipoglucemia asociada. Al mismo tiempo, se retrasa el vaciado gástrico, lo que mantiene al paciente saciado durante más tiempo y reduce así el consumo de calorías a lo largo del día.

Además, estas hormonas tienen un efecto directo en el cerebro, donde influyen en la regulación del apetito. Activan determinadas zonas del cerebro responsables de la sensación de saciedad, lo que reduce la sensación de hambre y conduce a una menor ingesta de calorías. Este doble enfoque -mejorar la respuesta a la insulina y controlar la sensación de hambre- hace que los agonistas de los receptores de GLP-1 sean especialmente eficaces en el tratamiento de la obesidad y la diabetes de tipo 2.

La capacidad de estos fármacos para imitar y potenciar los mecanismos naturales del organismo proporciona una forma eficaz y relativamente segura de tratar los problemas de peso que resultan difíciles de tratar únicamente con métodos convencionales como la dieta y el ejercicio. Estas propiedades explican por qué se reconocen cada vez más como parte importante de las estrategias terapéuticas para la obesidad y los trastornos metabólicos relacionados.

¿Cómo funcionan las jeringuillas adelgazantes?

Los agonistas de los receptores de GLP-1, un grupo importante de inyecciones para adelgazar, utilizan un principio muy eficaz al imitar los procesos naturales del organismo que se activan tras la ingesta de alimentos. Al simular la hormona GLP-1, consiguen un efecto múltiple que afecta tanto al metabolismo como al apetito, lo que los convierte en una herramienta eficaz en el tratamiento de la obesidad y la diabetes de tipo 2.

La hormona GLP-1, que se produce de forma natural en la parte inferior del intestino delgado tras la ingesta de alimentos, desempeña un papel fundamental en la regulación de los niveles de azúcar en sangre. Estimula al páncreas para que libere más insulina cuando aumentan los niveles de azúcar en sangre, lo que ayuda a reducir eficazmente la glucemia. Este efecto insulinotrópico sólo se produce en presencia de niveles elevados de glucosa, lo que reduce el riesgo de hipoglucemia no deseada que puede producirse con otros tratamientos de la diabetes.

Además de influir en la secreción de insulina, el GLP-1 también ralentiza el vaciado gástrico, lo que produce una saciedad prolongada después de las comidas, reduciendo así el apetito y la ingesta de alimentos. Este retraso del vaciado gástrico ayuda a mitigar los picos de glucemia tras las comidas, contribuyendo a un control glucémico más estable en general.

Además, el GLP-1 influye directamente en el sistema nervioso central actuando sobre determinadas zonas del cerebro responsables de la regulación del hambre y la saciedad. Al activar estas zonas del cerebro, se reduce la sensación de hambre y los comportamientos asociados que conducen a la ingesta de alimentos.

Este modo de acción polifacético hace que los agonistas de los receptores de GLP-1 resulten especialmente atractivos para el tratamiento de pacientes en los que tanto el control del peso como el de la glucemia desempeñan un papel importante. Al abordar múltiples frentes simultáneamente, estos fármacos ofrecen una estrategia integral para el tratamiento de la obesidad y la diabetes de tipo 2.

Principios activos y mecanismos de acción

Los agonistas de los receptores de GLP-1, como la liraglutida y la semaglutida, desempeñan el papel central ya descrito en el tratamiento moderno de la diabetes y la obesidad al unirse específicamente a los receptores de GLP-1 del organismo.

Esta unión provoca un aumento de la secreción de insulina, que sólo se activa cuando los niveles de glucosa en sangre son elevados, lo que reduce significativamente el riesgo de hipoglucemia, un problema habitual con otros medicamentos para la diabetes. Además, ralentizan el vaciado gástrico, lo que prolonga la sensación de saciedad y reduce así la ingesta de alimentos. Estas propiedades las convierten en una opción eficaz para la gestión del peso y el control de la diabetes.

En cambio, los preparados combinados como el bupropión y la naltrexona, conocidos con el nombre comercial de Contrave, combinan distintos mecanismos de acción que influyen en el comportamiento alimentario. El bupropión, un antidepresivo, inhibe el apetito modulando los neurotransmisores dopamina y noradrenalina. La naltrexona interfiere en el sistema de recompensa del cerebro para reducir las ganas de comer. Esta combinación actúa sinérgicamente para reducir la ansiedad por la comida y modificar los hábitos alimentarios.

En la práctica, los agonistas de los receptores de GLP-1 suelen mostrar un mayor efecto sobre la pérdida de peso que los fármacos combinados. Fármacos como la semaglutida pueden conseguir una reducción media de peso de alrededor del 15% del peso corporal en los ensayos clínicos, lo que los hace especialmente eficaces para las personas que necesitan una pérdida de peso significativa. Contrave y otras terapias combinadas similares también pueden ser eficaces, sobre todo en pacientes cuyo comportamiento alimentario está muy influido por factores psicológicos como el estrés y el comportamiento de recompensa.

La selección de la medicación adecuada depende en gran medida de las condiciones de salud del individuo, de la presencia de comorbilidades como la diabetes de tipo 2 y de las necesidades y objetivos específicos del paciente. Ambas clases de medicamentos ofrecen opciones valiosas para el control del peso y la diabetes, pero en contextos diferentes y con perfiles de eficacia distintos. Más adelante se tratará este tema con más detalle.

Comparación de la eficacia de diferentes inyecciones adelgazantes

La eficacia de las inyecciones adelgazantes varía en función de la composición del principio activo y de la reacción de cada paciente.

Los agonistas de los receptores de GLP-1, como la semaglutida y la liraglutida, han demostrado ser especialmente eficaces en los ensayos clínicos, sobre todo la semaglutida, que se comercializa en dosis más altas para la pérdida de peso específica con el nombre de Wegovy.

En estos estudios, la semaglutida suele conseguir una pérdida media de peso de alrededor del 15% del peso corporal, mientras que la liraglutida y otros fármacos similares suelen dar lugar a una pérdida de peso del 5-10%.

En comparación, los fármacos combinados como Contrave, que combina bupropión y naltrexona, ofrecen una opción terapéutica diferente. Estos medicamentos están especialmente indicados para los pacientes cuyo comportamiento alimentario está muy influido por factores psicológicos, como la alimentación por estrés. Aunque pueden ser eficaces, la práctica demuestra que su eficacia en términos de reducción de peso suele ser inferior a la de los agonistas de los receptores del GLP-1. Sin embargo, Contrave y otras terapias combinadas similares son útiles para los pacientes que se benefician de un tratamiento que aborde tanto las ansias de comer físicas como las emocionales.

Estos diferentes perfiles de eficacia implican que la elección de la inyección adecuada para la pérdida de peso requiere una cuidadosa consideración, teniendo en cuenta no sólo los objetivos de salud y las condiciones médicas individuales del paciente, sino también su respuesta personal al tratamiento. Por ejemplo, los pacientes que padecen diabetes de tipo 2 además de sobrepeso pueden beneficiarse especialmente de los agonistas de los receptores de GLP-1, mientras que los que tienen un fuerte componente psicológico en su conducta alimentaria pueden obtener mejores resultados con un fármaco combinado.

En general, las inyecciones para adelgazar ofrecen un método eficaz de pérdida de peso que funciona mediante una combinación de control del apetito y mejora de la función metabólica. Sin embargo, la elección de la medicación específica debe realizarse siempre junto con un profesional sanitario para garantizar la opción mejor y más segura para cada paciente.

Éxito de las inyecciones para adelgazar

Estudios clínicos

La eficacia y la seguridad de las inyecciones para adelgazar, en particular de los agonistas del receptor GLP-1, han quedado bien documentadas en numerosos estudios clínicos. Estos estudios han demostrado que estos fármacos no sólo son eficaces para perder peso, sino que también pueden reducir el riesgo de enfermedades relacionadas con la obesidad.

Serie de estudios STEP sobre semaglutida

- El estudio STEP 1 se centró en la pérdida de peso en adultos con obesidad o sobrepeso e investigó la eficacia de la semaglutida en comparación con un placebo, complementada con intervenciones sobre el estilo de vida. En este estudio, los participantes recibieron semaglutida o un placebo, y a ambos grupos se les animó a mejorar sus hábitos dietéticos y de ejercicio al mismo tiempo. Los resultados del estudio fueron notables: los que recibieron semaglutida experimentaron una pérdida media de peso de alrededor del 14,9% de su peso corporal. Esto representa un éxito y pone de relieve la eficacia potencial de la semaglutida como ayuda para perder peso, especialmente

cuando se combina con cambios en el estilo de vida.
- El estudio STEP 2 tenía por objeto investigar los efectos de la semaglutida en adultos con diabetes de tipo 2. En este estudio, la eficacia de la semaglutida se evaluó no sólo en términos de pérdida de peso, sino también de su capacidad para mejorar el control glucémico. Los participantes que recibieron semaglutida experimentaron mejoras significativas tanto en el control glucémico como en el peso corporal. Estos resultados confirman la doble eficacia de la semaglutida, que no sólo sirve para perder peso, sino que también puede desempeñar un papel importante en el control de la diabetes al ayudar a controlar eficazmente los niveles de glucosa en sangre.
- El estudio STEP 3 se diseñó específicamente para investigar la sostenibilidad de la pérdida de peso conseguida con semaglutida. En esta fase del estudio, todos los participantes recibieron inicialmente semaglutida durante 20 semanas para observar los efectos inmediatos del fármaco sobre el peso corporal. A esta fase inicial siguió un periodo de observación más largo, de 48 semanas, durante el cual la mitad de los participantes siguieron recibiendo semaglutida, mientras que la otra mitad pasó a un placebo. Este diseño del estudio permitió a los investigadores observar no sólo los efectos a corto plazo de la semaglutida sobre la pérdida de peso, sino también evaluar

en qué medida se mantenía la pérdida de peso durante un periodo de tiempo más largo cuando se continuaba el tratamiento en comparación con cuando se interrumpía. Los resultados mostraron que los participantes que siguieron recibiendo semaglutida fueron capaces de mantener eficazmente su peso reducido, mientras que los que cambiaron al placebo tendieron a recuperar peso. Estos resultados son especialmente valiosos, ya que subrayan la importancia del tratamiento continuado con semaglutida para el mantenimiento a largo plazo de la pérdida de peso. Confirman que, aunque la pérdida de peso inicial es un paso importante, el uso continuado de semaglutida puede ser crucial para mantener los beneficios para la salud conseguidos y contrarrestar cualquier posible recuperación de peso.

Estudio SELECT de semaglutida

El estudio SELECT es un ensayo clínico exhaustivo que investiga los efectos cardiovasculares y metabólicos a largo plazo de la semaglutida en personas con obesidad sin diabetes. Este estudio reviste especial importancia, ya que pretende determinar si la semaglutida puede reducir el riesgo de episodios cardiovasculares graves en una población con sobrepeso pero no afectada por diabetes de tipo 2. Las enfermedades cardiovasculares están estrechamente relacionadas con la obesidad y son una de las principales causas de morbilidad y mortalidad en todo el mundo. Por tanto, un resultado positivo de este estudio podría tener importantes implicaciones para el tratamiento de la obesidad.

El estudio SELECT está diseñado como un ensayo aleatorizado, doble ciego y controlado con placebo para minimizar los errores y garantizar la integridad de los datos. Los participantes de distintos países son observados durante un largo periodo de tiempo, durante el cual se les administra semaglutida o un placebo. Este enfoque metodológico permitirá a los investigadores recopilar datos fiables sobre cómo afecta la semaglutida al riesgo de episodios cardiovasculares.

No se puede sobrestimar la importancia de los resultados de este estudio. Si los datos finales demuestran que la semaglutida puede reducir el riesgo cardiovascular en pacientes obesos sin diabetes, esto podría tener un impacto significativo en las estrategias de tratamiento de la obesidad. Tal resultado conduciría a un uso más amplio de los agonistas del receptor de GLP-1 en este grupo de pacientes y cambiaría y ampliaría fundamentalmente los enfoques terapéuticos de la obesidad.

Además, un mejor conocimiento de los efectos cardiovasculares de la semaglutida ayudaría a mejorar el perfil de seguridad de esta clase de fármacos. Al obtener información sobre los posibles riesgos y beneficios, el estudio podría ayudar a optimizar el tratamiento para garantizar no sólo la eficacia, sino también la seguridad y el bienestar del paciente. Este tipo de investigación es crucial para tomar decisiones clínicas con conocimiento de causa y mejorar la salud general y la calidad de vida de las personas con obesidad.

Serie de estudios SCALE sobre liraglutida

ESCALA Obesidad y prediabetes

El estudio SCALE Obesity and Prediabetes investigó la eficacia de la liraglutida en el contexto de la pérdida de peso en personas con obesidad y prediabetes. Los resultados de este estudio fueron muy informativos en cuanto a los posibles beneficios de la liraglutida para este grupo específico de pacientes.

En el estudio, los participantes recibieron liraglutida o placebo. Los datos mostraron que un número significativo de personas que recibieron liraglutida experimentaron una pérdida de peso sustancial. En concreto, el 63% de los participantes tratados con liraglutida perdieron al menos un 5% de su peso corporal. En comparación, sólo el 27% de los participantes del grupo placebo logró esta pérdida de peso.

Esta diferencia significativa en los resultados subraya la eficacia de la liraglutida como ayuda para la pérdida de peso en personas con obesidad y prediabetes. Cabe señalar que una pérdida de peso de al menos el 5% en personas con obesidad y prediabetes puede no sólo aportar beneficios estéticos o físicos, sino también reducir de forma sostenible el riesgo de desarrollar diabetes de tipo 2 y otras enfermedades metabólicas.

Así pues, el estudio SCALE aporta importantes hallazgos que pueden utilizarse en la práctica médica para mejorar las estrategias de tratamiento de los pacientes con prediabetes y obesidad. Dichos resultados son importantes para el desarrollo de intervenciones específicas que no sólo reduzcan el peso, sino que también mejoren la salud y el bienestar general.

ESCALA Diabetes

El estudio SCALE Diabetes se centró en los efectos de la liraglutida en personas con diabetes de tipo 2, especialmente en términos de reducción de peso y mejora del control glucémico. La liraglutida es un agonista del receptor de GLP-1 que se desarrolló originalmente para el tratamiento de la diabetes de tipo 2 y que también se investigó en este estudio por su capacidad para reducir el peso.

Los resultados del estudio SCALE Diabetes demostraron que el tratamiento con liraglutida no sólo produjo una pérdida de peso apreciable, sino que también mejoró el control de la glucemia en los participantes. Esto es especialmente relevante, ya que tanto la obesidad como un control glucémico deficiente figuran entre los principales factores que aumentan el riesgo de complicaciones de la diabetes, como las enfermedades cardiovasculares, el daño renal y la retinopatía.

La mejora del control glucémico que proporciona la liraglutida se debe probablemente a varios mecanismos, entre ellos la estimulación de la secreción de insulina en respuesta a niveles elevados de glucosa en sangre y el retraso del vaciado gástrico, lo que provoca una entrada más lenta y constante de glucosa en la sangre. Estos efectos contribuyen a reducir los picos de glucemia tras las comidas, un aspecto crítico en el tratamiento de la diabetes de tipo 2.

La pérdida de peso en personas con diabetes de tipo 2 con liraglutida puede ofrecer beneficios adicionales, ya que la pérdida de peso suele conllevar una mejora de la sensibilidad a la insulina. Esto significa que las células del organismo responden mejor a la insulina y pueden absorber la glucosa del torrente sanguíneo de forma más eficaz, lo que contribuye aún más a reducir los niveles de glucosa en sangre.

En resumen, el estudio SCALE Diabetes aporta información valiosa sobre cómo la liraglutida puede contribuir no sólo al control glucémico, sino también al control del peso en personas con diabetes tipo 2 como parte de un plan de tratamiento integral.

Estudio LIGHT de naltrexona-bupropión (Contrave)

El estudio LIGHT fue una importante investigación clínica destinada a evaluar los efectos del fármaco naltrexona-bupropión sobre el riesgo cardiovascular en pacientes con sobrepeso y obesidad. La naltrexona-bupropión es un tratamiento combinado que se prescribe a menudo para perder peso, ya que puede reducir la ansiedad por la comida y aumentar la saciedad. Era crucial investigar el perfil de riesgo cardiovascular de este fármaco, ya que el sobrepeso y la obesidad son en sí mismos factores de riesgo de enfermedad cardiovascular.

Aunque el ensayo LIGHT finalizó prematuramente, proporcionó información importante sobre la seguridad de naltrexona-bupropión. Estas finalizaciones prematuras no son infrecuentes en el mundo de la investigación clínica y siguen ofreciendo importantes oportunidades de aprendizaje.

Los datos de seguridad recogidos durante el estudio son de gran importancia, ya que ayudarán a médicos y pacientes a tomar decisiones informadas sobre el uso de naltrexona bupropión para perder peso, especialmente en pacientes con afecciones cardiovasculares existentes o con alto riesgo de padecerlas. Estos datos pueden arrojar luz sobre si el fármaco aumenta potencialmente el riesgo de infartos de miocardio, accidentes cerebrovasculares u otros episodios cardiovasculares graves.

En conclusión, los resultados del estudio LIGHT han proporcionado información valiosa sobre el perfil de seguridad de naltrexona-bupropión, a pesar de su interrupción precoz. Esta información es crucial para el desarrollo ulterior de las directrices de tratamiento y puede contribuir a hacer más seguro el manejo de los pacientes que buscan apoyo farmacológico para la pérdida de peso.

Contrave

Contrave también fue evaluado en estudios clínicos, que demostraron que puede reducir eficazmente el peso corporal.

Contrave se desarrolló específicamente para la pérdida de peso y ha mostrado resultados positivos en ensayos clínicos. El principio activo bupropión es conocido por sus propiedades antidepresivas y su capacidad para suprimir la ansiedad por el tabaco, mientras que la naltrexona se utiliza principalmente en el tratamiento de las adicciones a los opiáceos y al alcohol. La combinación de estos dos principios activos pretende influir tanto en los aspectos fisiológicos como psicológicos de la ingesta de alimentos.

En uno de los estudios clínicos sobre Contrave, los participantes que tomaron el fármaco durante un año perdieron una media de alrededor del 5% de su peso corporal. En comparación, los participantes que tomaron placebo sólo perdieron un 1% de peso. Esta diferencia significativa subraya la eficacia de Contrave para favorecer la pérdida de peso.

Un beneficio clave de Contrave es su capacidad para reducir la ansiedad por la comida y mejorar el control sobre el comportamiento alimentario. Esto es especialmente valioso para las personas que tienen un fuerte apego psicológico a la comida, como las que comen por motivos emocionales o tienen dificultades para regular adecuadamente su saciedad. El modo de acción de

Contrave puede ayudar a romper los ciclos de ansia y exceso de comida, lo que favorece una pérdida de peso sostenible.

Además, los efectos psicológicos del bupropión, como la mejora del estado de ánimo y la reducción de la depresión, pueden ayudar a los pacientes a sentirse más motivados y menos estresados durante el proceso de pérdida de peso. Esto puede ser un factor crucial para el éxito a largo plazo de la pérdida de peso y el mantenimiento de un estilo de vida saludable.

Así pues, Contrave ofrece una solución eficaz para el control del peso al actuar sobre los factores fisiológicos y psicológicos que influyen en el comportamiento alimentario. Este doble modo de acción lo convierte en una valiosa herramienta para las personas que tienen dificultades para controlar su peso únicamente con dieta y ejercicio.

Estos estudios son sólo una pequeña muestra de un amplio conjunto de investigaciones dedicadas a evaluar la seguridad, eficacia y efectos a largo plazo de estos fármacos. Están ayudando a definir y perfeccionar las aplicaciones terapéuticas de las inyecciones adelgazantes para garantizar que sean eficaces y seguras para los pacientes que las necesitan.

Demuestran no sólo la eficacia de estos fármacos en la pérdida de peso, sino también su potencial para proporcionar más beneficios para la salud al reducir los factores de riesgo de enfermedades crónicas como la diabetes de tipo 2 y las enfermedades cardiovasculares. Estos resultados han contribuido significativamente al reconocimiento de las inyecciones para adelgazar como opciones de tratamiento seguras y eficaces contra la obesidad y el sobrepeso.

Efectos a largo plazo y sostenibilidad de la reducción de peso

El uso de inyecciones para adelgazar se ha consolidado como un método eficaz en los últimos años, especialmente para las personas que tienen dificultades para perder peso sólo con dieta y ejercicio.

Los efectos a largo plazo de las inyecciones para adelgazar basadas en la acción de los agonistas del receptor GLP-1 son otro aspecto importante de su popularidad y eficacia. El apoyo continuo que proporcionan estos fármacos puede ayudar a cambiar el comportamiento alimentario a largo plazo. Los pacientes suelen aprender a comer porciones más pequeñas y a sentirse saciados más rápidamente, lo que contribuye a mejorar y estabilizar el control del peso. Este mecanismo también ayuda a evitar el efecto yo-yo que suele producirse al finalizar las dietas tradicionales, ya que el comportamiento alimentario original suele reanudarse rápidamente.

La eficacia sostenida de estos tratamientos está avalada además por estudios que demuestran que los pacientes que utilizan esta terapia a largo plazo pueden experimentar una pérdida de peso constante o una estabilización de peso satisfactoria. Sin embargo, es importante que el uso de estas inyecciones se considere parte de un enfoque holístico que también incluya cambios en el estilo de vida y apoyo psicológico cuando proceda.

Por lo tanto, no es sólo el efecto directo sobre el comportamiento alimentario y el metabolismo lo que favorece la sostenibilidad de estos tratamientos, sino también la orientación y la motivación para llevar un estilo de vida más sano que pueda mantenerse a largo plazo.

La duración del uso de inyecciones para adelgazar puede variar mucho y está influida significativamente por la respuesta individual del paciente al tratamiento y la aparición de efectos secundarios. Los fármacos como los agonistas de los receptores de GLP-1 suelen estar diseñados para un tratamiento a largo plazo, y muchos estudios clínicos avalan su uso durante varios años siempre que los pacientes se beneficien de ellos y el tratamiento sea bien tolerado.

La cuestión de la duración del uso tampoco es siempre fácil de responder porque la obesidad se considera una enfermedad crónica que requiere una estrategia de gestión continua y a largo plazo. Las directrices médicas actuales suelen recomendar que este tipo de terapias farmacológicas se utilicen como parte de un plan de tratamiento integral que se continúe incluso después de haber alcanzado el peso objetivo, con el fin de mantener los éxitos conseguidos y evitar la recuperación del peso.

La integración de cambios en el estilo de vida es un aspecto importante de estos tratamientos. La medicación puede facilitar los ajustes necesarios en la dieta y el ejercicio, reduciendo el apetito y promoviendo la saciedad. A largo plazo, sin embargo, el objetivo es que los pacientes interioricen estos cambios de comportamiento y los mantengan incluso sin el apoyo de la medicación.

Cuando se interrumpe el uso de inyecciones para adelgazar, es importante que se mantengan los comportamientos aprendidos de alimentación sana y actividad física regular. Sin estos esfuerzos continuados, existe un riesgo real de recaer en los viejos patrones y, por tanto, de recuperar el peso. Por lo tanto, la decisión de interrumpir el tratamiento debe tomarse siempre con cuidado e, idealmente, consultando a un profesional sanitario para garantizar una transición planificada y un apoyo continuo.

Por lo tanto, el uso a largo plazo de inyecciones adelgazantes suele ser sensato, pero naturalmente requiere un seguimiento médico continuo. Esto es necesario para controlar posibles efectos secundarios o complicaciones a largo plazo. Los efectos secundarios más frecuentes son náuseas, vómitos, diarrea y posibles irritaciones en el lugar de la inyección. Otros riesgos más graves, aunque poco frecuentes, son la pancreatitis, la enfermedad de la vesícula biliar e incluso formas raras de cáncer de tiroides.

Para una pérdida de peso eficaz y sostenible, estas inyecciones deben utilizarse en última instancia como parte importante de un plan de tratamiento integral. Este plan también debe incluir cambios en la dieta, actividad física regular y apoyo psicológico. La combinación de estas medidas no sólo reducirá el peso, sino que también minimizará el riesgo de aumento de peso en el futuro.

Riesgos y efectos secundarios

Las inyecciones para adelgazar son un método cada vez más popular y a menudo muy útil para favorecer la pérdida de peso. Sin embargo, el uso de estos fármacos también alberga posibles efectos secundarios y riesgos que pueden ser relevantes tanto a corto como a largo plazo.

Efectos secundarios frecuentes

Las inyecciones para adelgazar, especialmente las basadas en agonistas del receptor GLP-1, suelen provocar molestias gastrointestinales.

El organismo puede tardar un tiempo en adaptarse a la medicación, y durante este tiempo pueden aparecer síntomas como náuseas, vómitos, diarrea y estreñimiento. Estos efectos suelen disminuir tras un periodo de familiarización, a medida que el organismo desarrolla cierta tolerancia al fármaco. Este es un aspecto importante que los pacientes deben tener en cuenta, ya que un buen control de los síntomas y unos ajustes en el estilo de vida pueden ayudar a gestionar mejor la fase inicial del tratamiento.

Además de los problemas digestivos, pueden aparecer dolores de cabeza, mareos y un aumento del ritmo cardíaco como efectos secundarios. Estos síntomas también forman parte de la respuesta de adaptación del organismo a la medicación. Los dolores de cabeza y los mareos pueden deberse a los cambios en la circulación sanguínea y la hidratación inducidos por la medicación. El aumento de la frecuencia cardiaca puede deberse al efecto estimulante del medicamento sobre el sistema cardiovascular.

Es muy importante que los pacientes que experimentan estos efectos secundarios reciban una atención médica estrecha. El seguimiento regular por parte de los profesionales sanitarios ayuda a vigilar los efectos secundarios y a reaccionar a tiempo si es necesario ajustar la terapia. Esto puede incluir ajustar la dosis o cambiar la medicación, especialmente si los efectos secundarios persisten o son especialmente molestos.

Por lo tanto, es esencial una estrecha colaboración con el médico tratante para garantizar un tratamiento seguro y eficaz. En caso necesario, el médico puede realizar ajustes terapéuticos para mejorar la tolerabilidad de la medicación y aumentar la calidad de vida del paciente durante el tratamiento.

Efectos secundarios poco frecuentes

Los raros efectos secundarios de los fármacos que contienen agonistas del receptor GLP-1 pueden ser graves y causar problemas de salud a largo plazo.

Pancreatitis

La relación entre el uso de agonistas de los receptores de GLP-1 y la aparición de pancreatitis es una cuestión crítica a la hora de considerar estos fármacos adelgazantes.

La pancreatitis, una inflamación del páncreas, es una enfermedad potencialmente mortal que puede ser aguda o crónica. Los síntomas de la pancreatitis aguda son dolor abdominal intenso, náuseas, vómitos, fiebre y pulso acelerado. La pancreatitis crónica puede provocar dolor abdominal persistente, indigestión e incluso diabetes, ya que el páncreas se daña con el tiempo.

Los mecanismos exactos por los que los agonistas del receptor de GLP-1 podrían causar pancreatitis aún no se conocen del todo. Algunas teorías sugieren que estos fármacos podrían afectar a la secreción de enzimas digestivas, provocando la activación prematura de estas enzimas y atacando al páncreas. También podría influir el hecho de que los fármacos perjudiquen el flujo sanguíneo al páncreas, lo que podría provocar inflamación.

En pacientes con antecedentes de enfermedad pancreática o que presenten factores de riesgo de pancreatitis (como ciertos hábitos dietéticos o el consumo de alcohol), el uso de agonistas de los receptores de GLP-1 debe considerarse con especial precaución. Estos pacientes deben ser vigilados estrechamente y deben tomarse medidas médicas inmediatas al primer signo de síntomas que sugieran una posible pancreatitis.

La decisión de utilizar estos medicamentos debe basarse siempre en una evaluación individual de riesgos y beneficios, teniendo en cuenta el historial médico del paciente, las posibles alternativas de pérdida de peso y la gravedad de la obesidad. Un seguimiento cuidadoso durante el tratamiento es esencial para garantizar el bienestar del paciente y reconocer y tratar precozmente complicaciones graves como la pancreatitis.

Enfermedades de la vesícula biliar

La enfermedad de la vesícula biliar es otro posible efecto secundario del uso de inyecciones adelgazantes, especialmente en conjunción con procesos de pérdida de peso rápida. Los cálculos biliares y la colecistitis (una inflamación de la vesícula biliar) son dos afecciones frecuentes que pueden darse en este contexto.

Los cálculos biliares se forman cuando se acumulan y endurecen partículas sólidas en la bilis. Estos cálculos pueden variar en tamaño y composición, siendo los más comunes los de colesterol. La vesícula biliar sirve para almacenar la bilis, que produce el hígado y es necesaria para digerir las grasas. Si se pierde mucho peso, la composición de la bilis puede cambiar, lo que favorece la formación de cálculos biliares. Si la pérdida de peso es muy rápida, puede aumentar el riesgo porque la vesícula se vacía con menos frecuencia y la bilis permanece más tiempo en ella, lo que aumenta la probabilidad de formación de cálculos.

La colecistitis se produce cuando los cálculos biliares bloquean la salida de la bilis, provocando una inflamación. Esta obstrucción puede causar dolor intenso en la parte superior derecha del abdomen, fiebre y vómitos. La colecistitis no tratada puede provocar complicaciones más graves, como la rotura de la vesícula biliar.

El tratamiento de la enfermedad de la vesícula biliar suele implicar la administración de analgésicos y, en algunos casos, la extirpación de la vesícula biliar mediante un procedimiento quirúrgico conocido como colecistectomía. La prevención de los cálculos biliares y la colecistitis en pacientes en tratamiento de adelgazamiento con agonistas de los receptores de GLP-1 puede requerir una estrategia de adelgazamiento menos agresiva para evitar cambios bruscos en la vesícula biliar.

Para los pacientes que utilizan inyecciones adelgazantes y corren riesgo de padecer una enfermedad de la vesícula biliar, puede ser aconsejable moderar el proceso de pérdida de peso y elegir una dieta que incluya comidas regulares para vaciar regularmente la vesícula. También es importante un estrecho seguimiento médico para poder reaccionar a tiempo ante los signos de enfermedad de la vesícula biliar.

Problemas renales

Los problemas renales son otro de los problemas que plantea el uso de agonistas de los receptores de GLP-1, sobre todo para las personas que ya padecen un deterioro de la función renal. Estos fármacos pueden afectar a la función renal y agravar los problemas renales existentes.

Los riñones desempeñan un papel fundamental en la filtración y eliminación de los productos de desecho de la sangre y en la regulación del equilibrio de líquidos y electrolitos. El deterioro de la función renal puede conducir a una acumulación de toxinas en el organismo, lo que puede causar diversos problemas de salud.

Los posibles mecanismos por los que los agonistas del receptor de GLP-1 pueden causar o agravar problemas renales incluyen

- Deshidratación: Los efectos secundarios como las náuseas y los vómitos pueden provocar la pérdida de líquidos, lo que supone un esfuerzo para los riñones.
- Alteración de la circulación sanguínea: El medicamento puede afectar a la circulación sanguínea en los riñones, lo que puede deteriorar la función renal.
- Toxicidad directa: Existen pruebas de que algunos agonistas del receptor de GLP-1 pueden tener efectos tóxicos directos sobre las células renales.

Para los pacientes que ya padecen disfunción renal, es importante vigilar cuidadosamente la función renal mientras estén en tratamiento con agonistas de los receptores de GLP-1. Esto incluye análisis de sangre periódicos para comprobar la función renal, en particular los niveles de creatinina y urea en sangre, y análisis de orina para evaluar la excreción de proteínas y otras funciones renales.

Un deterioro de la función renal durante el tratamiento puede requerir que se ajuste la dosis del medicamento o que se interrumpa el tratamiento por completo. Además, deben tomarse medidas para garantizar una hidratación adecuada y minimizar los factores de riesgo que pueden provocar sobrecarga renal.

En los casos en que se detecte un deterioro de la función renal, un nefrólogo o un especialista adecuado debe realizar una evaluación completa para discutir las opciones de tratamiento apropiadas y minimizar el riesgo de daños mayores. Esto subraya la importancia de una atención integral y un seguimiento cuidadoso de los pacientes que utilizan estos medicamentos que pueden cambiarles la vida.

Carcinoma de tiroides

El aumento del riesgo de cáncer de tiroides, en particular de carcinoma medular de tiroides, con el uso de agonistas de los receptores de GLP-1 es otro efecto secundario tan grave como infrecuente que requiere especial atención. Estas preocupaciones tienen su origen en estudios preclínicos en los que se observó un aumento de la tasa de tumores de tiroides en roedores tratados con agonistas de los receptores de GLP-1. Aunque estos resultados no siempre son directamente trasladables al ser humano, han llevado a una mayor vigilancia y precaución a la hora de prescribir estos fármacos.

El carcinoma medular de tiroides es una forma rara de cáncer de tiroides que surge de las células parafoliculares (células C) de la glándula tiroides. Este tipo de cáncer puede ser agresivo y difícil de tratar una vez que se ha extendido. La relación entre los agonistas del receptor de GLP-1 y el riesgo de cáncer medular de tiroides se considera una posible estimulación directa del crecimiento celular por el fármaco.

Para los pacientes con antecedentes familiares de carcinoma medular de tiroides o que padecen neoplasia endocrina múltiple de tipo 2 (NEM 2), en general no se recomienda el uso de agonistas del receptor de GLP-1. La MEN 2 es un trastorno genético asociado a un alto riesgo de carcinoma medular de tiroides y otros trastornos endocrinos.

Los pacientes tratados con agonistas de los receptores del GLP-1 deben ser conscientes de los posibles síntomas de problemas tiroideos, como hinchazón o bultos en la garganta, ronquera, dificultad para tragar o problemas respiratorios. Los exámenes periódicos del tiroides pueden formar parte del plan de seguimiento, especialmente en el caso de los pacientes con mayor riesgo.

Por lo tanto, el riesgo potencial de cáncer de tiroides es una consideración seria en el uso de agonistas del receptor GLP-1 y requiere una cuidadosa consideración de la relación riesgo-beneficio por parte del médico tratante, especialmente en grupos de alto riesgo.

Retinopatía diabética

La retinopatía diabética es otra complicación grave de la diabetes que está causada por daños en los vasos sanguíneos de la retina y puede provocar la pérdida de visión. Aunque los agonistas del receptor GLP-1 se utilizan principalmente para el tratamiento de la diabetes de tipo 2 y la pérdida de peso y tienen muchos efectos positivos sobre los niveles de glucosa en sangre y el perfil metabólico general, hay informes que sugieren una asociación entre el uso de estos fármacos y el desarrollo o empeoramiento de la retinopatía diabética.

Los mecanismos exactos por los que los agonistas de los receptores de GLP-1 pueden contribuir a la retinopatía no se conocen del todo. Una teoría sugiere que los cambios rápidos en los niveles de glucosa en sangre, que pueden ser causados por el fuerte efecto reductor de la glucosa en sangre de los agonistas de los receptores de GLP-1, podrían provocar la desestabilización de los vasos sanguíneos de la retina. Otra posibilidad podría ser que los fármacos tuvieran efectos indirectos sobre el sistema vascular, provocando un deterioro de la salud de la retina.

Debido a estos riesgos potenciales, es importante que los pacientes que utilicen agonistas de los receptores de

GLP-1 y que ya padezcan diabetes de tipo 2 sean examinados periódicamente por un oftalmólogo. Esto suele incluir exámenes anuales del fondo del ojo. Se trata de examinar la parte posterior del ojo para detectar signos de daño en los vasos sanguíneos. También puede realizarse una tomografía de coherencia óptica (OCT), un examen por imagen que proporciona imágenes detalladas de las estructuras del ojo y puede reconocer signos tempranos de daño.

En el caso de pacientes con enfermedades oculares existentes o que presenten factores de riesgo de desarrollar retinopatía diabética, estos exámenes pueden ser necesarios con mayor frecuencia. También es aconsejable que todos los pacientes que utilicen agonistas de los receptores de GLP-1 estén informados de los síntomas de la retinopatía diabética, como visión borrosa, dificultad para ver los colores, oscurecimiento o zonas en blanco en el campo visual y aparición repentina de manchas o puntos "flotantes" que pueden indicar hemorragia ocular.

El seguimiento periódico y la detección precoz pueden minimizar los riesgos de discapacidad visual grave e iniciar el tratamiento adecuado en caso necesario.

Dados estos efectos secundarios poco frecuentes pero potencialmente graves, es importante que tanto los médicos como los pacientes estén bien informados y lleven a cabo controles de salud periódicos para garantizar que el tratamiento siga siendo seguro. Ante cualquier signo de estos efectos secundarios graves, debe solicitarse inmediatamente atención médica y ajustar el tratamiento en consecuencia.

Riesgos para la salud a largo plazo de las inyecciones para adelgazar

El uso prolongado de inyecciones para adelgazar, en particular las que contienen agonistas del receptor GLP-1, puede plantear riesgos potenciales para la salud que deben tenerse en cuenta a la hora de tomar decisiones sobre el tratamiento. Estos fármacos actúan estimulando el receptor GLP-1, lo que mejora la secreción de insulina, reduce la liberación de glucagón y retrasa el vaciado gástrico. Estos mecanismos no sólo favorecen la pérdida de peso, sino que también tienen efectos sobre varios sistemas orgánicos que suscitan preocupación con el uso a largo plazo.

Riesgos para determinados sistemas orgánicos

- Función renal: Como ya se ha mencionado, los agonistas del receptor de GLP-1 pueden ejercer un estrés adicional sobre los riñones en personas con insuficiencia renal preexistente. Los posibles mecanismos para ello incluyen la deshidratación por náuseas o vómitos y efectos directos sobre la función renal. El uso a largo plazo podría aumentar el riesgo de daño renal, por lo que es necesario un control periódico de la función renal.

- Pancreatitis: El riesgo de pancreatitis crónica o recurrente también es una consideración seria, especialmente para los pacientes que tienen antecedentes de esta afección. La estimulación del receptor de GLP-1 podría provocar un cambio en la secreción de enzimas digestivas, lo que podría aumentar el riesgo de inflamación.

Efectos hormonales y celulares a largo plazo

- Equilibrio hormonal: El uso crónico de agonistas de los receptores de GLP-1 afecta al equilibrio hormonal, en particular a las hormonas asociadas al metabolismo de la glucosa. Esto podría tener efectos a largo plazo sobre el metabolismo, cuyas consecuencias totales aún se desconocen.
- Regulación del crecimiento celular: Algunos estudios sugieren que la estimulación a largo plazo del receptor de GLP-1 puede afectar al crecimiento de determinados tipos de células, aumentando potencialmente el riesgo de padecer ciertos tipos de cáncer, como el carcinoma medular de tiroides. Estas preocupaciones se basan principalmente en estudios con animales y requieren más investigación para comprender su relevancia en los seres humanos.

Recomendaciones para un uso prolongado

Debido a estos riesgos potenciales, en general se recomienda vigilar cuidadosamente el uso de agonistas de los receptores de GLP-1, especialmente en pacientes con enfermedades preexistentes o factores de riesgo de las enfermedades mencionadas. Los exámenes médicos periódicos, incluidos los análisis de sangre y las pruebas funcionales de los sistemas orgánicos afectados, son cruciales para reconocer los posibles efectos adversos en una fase temprana y ajustar el tratamiento en consecuencia.

Una visión holística de la salud del paciente y la consideración periódica de la relación riesgo-beneficio de la terapia son esenciales para garantizar que los beneficios de la pérdida de peso compensan los posibles riesgos a largo plazo. En algunos casos, esto puede significar considerar terapias alternativas o ajustar la dosis para minimizar el riesgo de daños para la salud a largo plazo.

Riesgos para determinados sistemas orgánicos

El uso de agonistas de los receptores de GLP-1 puede suponer un esfuerzo adicional para los riñones en personas con **insuficiencia renal** preexistente, ya que estos fármacos pueden tener efectos directos e indirectos sobre la función renal.

Entre los efectos indirectos se incluye la deshidratación causada por efectos secundarios como las náuseas y los vómitos. Estos síntomas son especialmente frecuentes al inicio del tratamiento y pueden sobrecargar los riñones, ya que disponen de menos líquido para los procesos de filtración necesarios. Los efectos directos de los fármacos sobre la función renal aún no se conocen del todo, pero se cree que pueden afectar a la forma en que la sangre fluye por los riñones y se filtra.

Con el uso prolongado de estos fármacos, existe la preocupación de que los efectos acumulativos puedan provocar un deterioro progresivo de la función renal, sobre todo en pacientes que ya padecen una función renal deteriorada. Esto puede aumentar el riesgo de enfermedades graves como la insuficiencia renal crónica o incluso la insuficiencia renal. Por este motivo, es fundamental controlar regularmente la función renal. Esto incluye análisis de sangre para determinar la creatinina sérica y la tasa de filtración glomerular, que son indicadores importantes de la función renal. También pueden realizarse análisis de orina adicionales para detectar signos precoces de daño renal, como la presencia de proteínas en la orina.

Si hay signos de deterioro de la función renal, puede ser necesario ajustar la dosis del medicamento o incluso considerar un tratamiento alternativo. Estas decisiones deben tomarse en estrecha colaboración con un médico para garantizar la seguridad y eficacia del tratamiento y proteger la salud y la calidad de vida del paciente.

La preocupación por el riesgo de **pancreatitis** crónica o recurrente con el uso de agonistas de los receptores de GLP-1 también es especialmente relevante para los pacientes con antecedentes de esta enfermedad. Estos fármacos, que se utilizan habitualmente para tratar la diabetes de tipo 2 y ayudar a perder peso, actúan estimulando el receptor de GLP-1, que provoca diversas respuestas fisiológicas en el organismo, entre ellas influir en la secreción de enzimas digestivas.

La estimulación del receptor de GLP-1 puede provocar un aumento de la secreción de enzimas digestivas del páncreas antes de que los alimentos lleguen al intestino, lo que puede dar lugar a una activación prematura de estas enzimas. Normalmente, estas enzimas sólo se activan en el intestino, donde pueden trabajar con seguridad para digerir los alimentos. Sin embargo, si se activan demasiado pronto, pueden atacar al tejido pancreático, provocando una inflamación. Este mecanismo podría aumentar el riesgo de desarrollar o agravar la pancreatitis en pacientes que utilizan agonistas del receptor de GLP-1.

Por lo tanto, el tratamiento y la gestión de los pacientes susceptibles de padecer pancreatitis y que utilizan agonistas de los receptores de GLP-1 requieren una vigilancia especialmente cuidadosa. Los síntomas de la pancreatitis incluyen dolor abdominal intenso que puede irradiarse a la espalda, náuseas, vómitos, fiebre y taquicardia. Si se presentan estos síntomas, los pacientes deben buscar ayuda médica inmediatamente.

Además, el profesional sanitario debe considerar detenidamente los riesgos y beneficios de continuar el tratamiento con agonistas de los receptores de GLP-1. En algunos casos, puede ser necesario ajustar el tratamiento o elegir enfoques terapéuticos alternativos para minimizar el riesgo de pancreatitis. Estas decisiones deben tomarse de forma individualizada, teniendo en cuenta el historial médico completo del paciente y sus circunstancias personales para garantizar un tratamiento seguro y eficaz.

Efectos hormonales y celulares a largo plazo

El uso a largo plazo de agonistas del receptor de GLP-1 y su impacto en el equilibrio hormonal es una consideración importante para el tratamiento, especialmente en enfermedades crónicas como la diabetes de tipo 2 y la obesidad.

Estos fármacos no sólo regulan los niveles de glucosa en sangre al influir en la secreción de insulina y retrasar el vaciado gástrico, sino que también tienen un efecto sobre diversas hormonas que intervienen en la regulación del metabolismo de la glucosa.

Los agonistas de los receptores de GLP-1 estimulan la secreción de insulina, una hormona clave que ayuda a regular los niveles de azúcar en sangre tras una comida al favorecer la captación de glucosa por las células. Al mismo tiempo, estos fármacos suprimen la liberación de glucagón, una hormona producida por el páncreas para aumentar el azúcar en sangre al promover la liberación del azúcar almacenado en el hígado. Al disminuir la secreción de glucagón, los agonistas de los receptores de

GLP-1 ayudan a reducir la producción hepática de glucosa, lo que disminuye aún más los niveles de glucosa en sangre.

Estos cambios en el equilibrio de la insulina y el glucagón pueden conducir a un control eficaz de los niveles de glucosa en sangre, pero los efectos a largo plazo de estos cambios hormonales aún no se conocen del todo. Existe la posibilidad de que la interferencia crónica con estas hormonas afecte a otras vías metabólicas, como el metabolismo de los lípidos o la homeostasis energética, lo que podría provocar efectos adversos.

Estos fármacos también podrían influir en el peso corporal al aumentar la sensación de saciedad y contribuir así a la pérdida de peso. Este efecto es en gran medida positivo, pero la manipulación persistente de las hormonas de la saciedad y del metabolismo energético podría alterar a largo plazo el equilibrio natural entre hambre y saciedad.

Dados estos posibles efectos, es importante que los médicos y los pacientes vigilen atentamente los efectos hormonales de los agonistas de los receptores de GLP-1 y realicen evaluaciones periódicas para reconocer y tratar precozmente cualquier posible efecto metabólico adverso. La decisión de continuar con este tratamiento debe tener siempre en cuenta la respuesta individual del paciente e incluir una evaluación continua de la relación riesgo-beneficio para garantizar la salud y el bienestar óptimos del paciente a largo plazo.

Según algunos estudios, la estimulación a largo plazo del receptor GLP-1 por determinados fármacos para la diabetes y el control del peso también podría influir en el crecimiento celular y aumentar potencialmente el riesgo de padecer ciertos tipos de cáncer, entre ellos el carcinoma medular de tiroides. Estos hallazgos se basan principalmente en estudios con animales, lo que dificulta la interpretación y transferencia de los resultados a los seres humanos.

Los estudios en animales también han demostrado que la activación del receptor de GLP-1 no sólo influye en los procesos metabólicos, sino que también favorece el crecimiento y la diferenciación de determinados tipos de células. Algunos estudios han mostrado un aumento de la tasa de hiperplasia y tumores de células C en roedores, en particular en la glándula tiroides. Las células C son responsables de la producción de calcitonina, y su hiperactividad puede provocar un carcinoma medular de tiroides, un tipo de cáncer poco frecuente pero a menudo agresivo.

La relevancia de estos hallazgos para los seres humanos sigue siendo controvertida. Aunque estos datos basados en animales indican un posible aumento del riesgo, no se han demostrado claramente efectos comparables en el uso clínico en humanos. No obstante, estos resultados conducen a una mayor precaución y a un seguimiento más estrecho de los pacientes tratados con agonistas de los receptores de GLP-1, especialmente aquellos con antecedentes familiares de carcinoma medular de tiroides o enfermedades genéticas como la neoplasia endocrina múltiple de tipo 2, que ya presentan un mayor riesgo de padecer dichos cánceres.

Dados estos riesgos potenciales, se recomienda que los pacientes que utilicen agonistas de los receptores de GLP-1 se sometan a exámenes tiroideos periódicos para detectar signos precoces de hiperplasia de células C u otros cambios anormales. Al mismo tiempo, es necesario continuar la investigación científica para comprender los mecanismos por los que estos fármacos afectan al crecimiento celular y determinar la magnitud real del riesgo para el ser humano. Este conocimiento es fundamental para garantizar la seguridad del tratamiento con agonistas de los receptores de GLP-1 y para tomar decisiones terapéuticas informadas que equilibren los beneficios a largo plazo con los riesgos potenciales.

Contraindicaciones

El uso de inyecciones para adelgazar, especialmente las que contienen agonistas del receptor GLP-1, está contraindicado en determinados grupos de pacientes debido al mayor riesgo de efectos secundarios graves o complicaciones. Entre las contraindicaciones importantes se incluyen:

- Carcinoma medular de tiroides y neoplasia endocrina múltiple tipo 2 (NEM 2): Las personas con antecedentes personales o familiares de estas enfermedades deben evitar los agonistas del receptor de GLP-1. El carcinoma medular de tiroides es una forma rara de cáncer de tiroides que se origina en las células C de la glándula tiroides. El MEN 2 es un trastorno genético que conduce a diversas formas de neoplasia endocrina, incluido el carcinoma medular de tiroides. El uso de agonistas del receptor de GLP-1 puede aumentar el riesgo de desarrollar estos cánceres debido al posible efecto estimulante sobre el crecimiento de las células C.

- Insuficiencia renal grave: Los pacientes con insuficiencia renal grave o enfermedad renal también deben tener precaución o evitar los agonistas de los receptores de GLP-1. Como se ha mencionado anteriormente, estos medicamentos pueden suponer un esfuerzo adicional para la función renal, especialmente si ya existe una insuficiencia renal. El deterioro de la función renal puede afectar a la excreción del fármaco y provocar su acumulación, lo que aumenta el riesgo de efectos secundarios.
- Pancreatitis: Los pacientes que padezcan pancreatitis o tengan antecedentes de esta afección deben abstenerse de utilizar agonistas de los receptores de GLP-1. Estos fármacos pueden aumentar el riesgo de recurrencia de la pancreatitis o de empeoramiento de la afección, ya que pueden afectar a la secreción de enzimas digestivas, lo que puede provocar inflamación.

- Enfermedades gastrointestinales: Los pacientes con afecciones gastrointestinales graves deben utilizar los agonistas de los receptores del GLP-1 con precaución. Dado que estos fármacos suelen provocar efectos secundarios como náuseas, vómitos, diarrea y estreñimiento, pueden agravar afecciones existentes como el síndrome del intestino irritable, la colitis ulcerosa o la enfermedad de Crohn.
- Embarazo y lactancia: No existen datos suficientes sobre la seguridad de los agonistas de los receptores de GLP-1 durante el embarazo y la lactancia. Como medida de precaución, estos fármacos deben evitarse durante estos periodos a menos que el beneficio supere claramente el riesgo para el feto o el lactante.
- Enfermedades cardiovasculares: Aunque los agonistas del receptor GLP-1 pueden tener algunos efectos beneficiosos sobre el sistema cardiovascular, las personas con enfermedad cardiovascular grave, como insuficiencia cardiaca avanzada o angina inestable, deben considerar el uso de estos medicamentos sólo bajo estrecha supervisión médica.
- Enfermedad hepática grave: Las personas con enfermedad hepática grave también deben tener precaución o evitar el uso de agonistas del receptor de GLP-1. El hígado desempeña un papel fundamental en el metabolismo de muchos medicamentos. El hígado desempeña un papel

fundamental en el metabolismo de muchos medicamentos, y el deterioro de la función hepática puede afectar al procesamiento de estos agentes, dando lugar a un aumento de las concentraciones en el organismo y a efectos potencialmente tóxicos.

- Reacciones alérgicas graves: Los pacientes que hayan tenido reacciones alérgicas graves a componentes agonistas del receptor GLP-1 en el pasado no deben utilizar este medicamento. Las reacciones alérgicas pueden ir desde erupciones cutáneas hasta anafilaxia, una reacción potencialmente mortal.
- Abuso de alcohol: Las personas que actualmente abusan del alcohol o tienen antecedentes de abuso de alcohol también deben tener cuidado, ya que el alcohol puede estresar el páncreas y aumentar aún más el riesgo de pancreatitis. Los agonistas de los receptores de GLP-1 pueden aumentar aún más este riesgo.

Es importante que los pacientes que padezcan alguna de las enfermedades mencionadas consideren tratamientos alternativos y colaboren estrechamente con los profesionales sanitarios para elaborar un plan de tratamiento seguro y eficaz. Estas precauciones ayudarán a minimizar el riesgo de complicaciones graves y a proteger la salud de los pacientes.

Medidas de precaución

Cuando se utilizan agonistas de los receptores de GLP-1, es esencial tomar precauciones especiales, sobre todo en el caso de las personas que ya padecen enfermedades crónicas. Estos medicamentos pueden agravar los problemas de salud existentes. Por lo tanto, un seguimiento exhaustivo y regular por parte de los profesionales sanitarios es crucial para garantizar la seguridad y eficacia del tratamiento.

La supervisión periódica debe incluir los siguientes aspectos:

- Análisis de sangre: Son esenciales para controlar los cambios en los niveles de glucosa en sangre, la función renal, la función hepática y otros parámetros importantes que podrían verse afectados por la medicación. Los análisis de sangre también ayudan a evaluar la eficacia del tratamiento y a reconocer los primeros signos de complicaciones.
- Control de la función renal: Dado que los agonistas de los receptores de GLP-1 pueden provocar daños adicionales en pacientes con insuficiencia renal, es especialmente importante controlar periódicamente la función renal. Pruebas como la medición de la creatinina sérica y el cálculo de la tasa de filtración glomerular (TFG) son estándar.
- Ajustes de la dosis: En función de las reacciones individuales al tratamiento y de los resultados de

los controles periódicos, puede ser necesario ajustar la dosis. Esto es especialmente importante en los pacientes que muestran signos de efectos secundarios o en los que se deteriora la función renal o hepática.

Además, debe informarse a los pacientes sobre los posibles efectos secundarios y los síntomas que podrían indicar complicaciones graves. Entre ellos se incluyen molestias gastrointestinales, cambios en la orina, pérdida de peso inexplicable, coloración amarillenta de la piel o los ojos y dolor abdominal intenso. Estos síntomas requieren una evaluación médica inmediata.

La estrecha colaboración entre los pacientes y los profesionales sanitarios es importante para garantizar el uso seguro de los agonistas de los receptores de GLP-1. Se debe animar a los pacientes a que acudan a todas las citas médicas e informen sin demora de cualquier cambio en su estado de salud. Este enfoque proactivo ayudará a minimizar los riesgos potenciales y a maximizar los beneficios terapéuticos de este tratamiento.

Mezcla de diferentes medicamentos

La combinación o mezcla de diferentes medicamentos para la pérdida de peso en forma de inyecciones debe realizarse con precaución y no se recomienda sin la orientación y supervisión expresas de un profesional sanitario cualificado. Los distintos agentes utilizados para la pérdida de peso tienen mecanismos y modos de acción específicos, y su combinación puede dar lugar a interacciones imprevistas, efectos secundarios o riesgos para la salud.

- Interacciones farmacológicas: Los distintos medicamentos para la pérdida de peso, como los agonistas de los receptores de GLP-1 (por ejemplo, liraglutida, semaglutida), tienen propiedades farmacológicas diferentes. La combinación de estos medicamentos puede dar lugar a un aumento o disminución del efecto de uno o ambos medicamentos o incluso a nuevos efectos secundarios.
- Aumento de los efectos secundarios: Algunos de los efectos secundarios más frecuentes de los agonistas del GLP-1 son náuseas, vómitos, diarrea y posible irritación en el lugar de la inyección. La combinación de varios de estos fármacos podría aumentar el riesgo y la gravedad de estos efectos secundarios.
- Directrices normativas y clínicas: Hasta la fecha, existen pocos datos clínicos sobre la seguridad y eficacia de la combinación de diferentes inyectables para la pérdida de peso. Por lo general, los fármacos se aprueban para su uso basándose en ensayos clínicos que demuestran su seguridad y eficacia como monoterapia o en una terapia combinada específica.

Cualquier tipo de terapia combinada sólo debe utilizarse bajo la supervisión y con la autorización de un profesional sanitario. Es importante que los pacientes informen a sus médicos de todos los medicamentos que toman, incluidos los utilizados para perder peso.

¿Qué inyección adelgazante para quién?

Como se ha visto, en el mercado existen varios tipos de medicamentos que difieren en su modo de acción y ámbitos de aplicación. La selección de un medicamento adecuado depende de varios factores, como el historial médico individual, la presencia de enfermedades concomitantes, la tolerabilidad y las recomendaciones del médico tratante.

Selección por preparación

He aquí algunos de los tipos más comunes de inyecciones para adelgazar y sus aplicaciones típicas:

Agonistas de los receptores de GLP-1 (Wegovy, Saxenda, Trulicity)

La clase de los agonistas del receptor GLP-1 (agonistas del péptido-1 similar al glucagón) es especialmente eficaz para el tratamiento del sobrepeso y la obesidad, sobre todo en personas con diabetes de tipo 2 o prediabetes. Los fármacos más conocidos de esta clase son la liraglutida (Saxenda), la semaglutida (Wegovy) y la dulaglutida (Trulicity). Estos fármacos utilizan un enfoque innovador para el control del peso y la regulación de la glucemia, imitando y modulando los mecanismos propios del organismo.

Los agonistas de los receptores de GLP-1 imitan la acción de la hormona natural GLP-1, que se produce en el intestino y desempeña un papel en la regulación de los niveles de glucosa en sangre y del apetito. Los principales efectos de estos fármacos son

Aumento de la secreción de insulina

Los agonistas de los receptores de GLP-1 utilizan la hormona péptido-1 similar al glucagón, que se produce en el intestino y desempeña un papel fundamental en la regulación de los niveles de azúcar en sangre. Cuando se ingieren alimentos y aumenta la glucemia, el GLP-1 se une a los receptores de las células beta del páncreas. Esta unión hace que las células beta liberen más insulina, una hormona necesaria para transportar la glucosa de la sangre a las células. Esto provoca un descenso de los niveles de glucosa en sangre. Al mismo tiempo, el GLP-1 ayuda a suprimir la producción de glucagón, una hormona producida por las células alfa del páncreas que aumenta los niveles de glucosa en sangre al estimular al hígado para que libere la glucosa almacenada. La reducción del glucagón ayuda a mantener estables los niveles de azúcar en sangre después de una comida.

Este doble modo de acción del GLP-1 es especialmente beneficioso en el tratamiento de la diabetes de tipo 2, ya que ayuda a regular más eficazmente los niveles de glucosa en sangre, al tiempo que reduce la probabilidad de que se produzcan picos y bajadas de glucosa. Como los agonistas de los receptores del GLP-1 aumentan la secreción de insulina de forma dependiente de la glucosa, ésta sólo aumenta cuando la glucemia es elevada, pero no cuando es baja, lo que reduce el riesgo de hipoglucemia. Además de mejorar el control glucémico, estos fármacos también ofrecen el beneficio de la pérdida de peso al aumentar la saciedad y retrasar el vaciado gástrico, lo que en última instancia conduce a una menor ingesta de calorías. Estas propiedades hacen de los agonistas de los receptores de GLP-1 una opción terapéutica eficaz que no sólo mejora los niveles de glucosa en sangre, sino que también contribuye a mejorar la salud en general al ayudar a controlar el peso.

Reducción de la liberación de glucagón

Los agonistas de los receptores de GLP-1 no sólo influyen en la producción de insulina, sino también en la cantidad de la hormona glucagón, segregada por el páncreas. Normalmente, el glucagón ayuda a aumentar los niveles de glucosa en sangre estimulando al hígado para que libere la glucosa almacenada en el torrente sanguíneo. Al reducir la producción de glucagón, estos medicamentos pueden disminuir los niveles de azúcar en sangre de forma más eficaz. Esta reducción es fundamental porque ayuda a mitigar los picos de azúcar en sangre inducidos por las comidas y, por tanto, mejora la estabilidad del azúcar en sangre a lo largo del día.

Esto es especialmente importante para el tratamiento de la diabetes de tipo 2, en la que el control constante de la glucemia es crucial para evitar complicaciones de salud a largo plazo.

Retraso del vaciado gástrico

Los agonistas de los receptores de GLP-1 afectan a la velocidad a la que los alimentos abandonan el estómago al ralentizar el vaciado gástrico. Este efecto es beneficioso para el control del peso y la diabetes de tipo 2. Cuando los alimentos permanecen más tiempo en el estómago, la sensación de saciedad se prolonga. Cuando los alimentos permanecen más tiempo en el estómago, la sensación de saciedad se prolonga. Esta sensación de saciedad prolongada puede ayudar a las personas a comer con menos frecuencia o a ingerir porciones más pequeñas, ya que la sensación de saciedad atenúa las ganas de comer.

El vaciado más lento del estómago también desempeña un papel importante en la regulación de la glucemia. Como los alimentos entran más lentamente en el intestino delgado, la glucosa se libera más gradualmente en la sangre, lo que se traduce en una curva de azúcar en sangre más uniforme y menos irregular después de las comidas. Esto ayuda a reducir los típicos picos de azúcar en sangre después de las comidas, que son comunes en las personas con diabetes y pueden provocar problemas de salud a largo plazo.

Además, el vaciado gástrico más lento inducido por los agonistas de los receptores de GLP-1 contribuye eficazmente al control del peso. Al aumentar y prolongar la sensación de saciedad, estos fármacos ayudan a las personas a consumir menos calorías, lo que puede favorecer la pérdida de peso. Este mecanismo es especialmente valioso, ya que el sobrepeso y la obesidad están estrechamente relacionados con el desarrollo y el empeoramiento de la diabetes de tipo 2. La capacidad de estos fármacos para influir positivamente tanto en el control glucémico como en el peso corporal los convierte en una opción importante en la estrategia de tratamiento de los pacientes obesos con diabetes de tipo 2.

Regulación del apetito

Los agonistas de los receptores de GLP-1 tienen un efecto interesante que va más allá de los efectos directos sobre el estómago y el páncreas. Estos fármacos también afectan al cerebro, lo que mejora la regulación del apetito y la saciedad. Para ello, actúan en zonas específicas del cerebro encargadas de regular el hambre y la ingesta de alimentos. Al activar estas zonas del cerebro, aumenta la sensación de saciedad y disminuye el apetito, lo que hace que los pacientes coman menos.

La capacidad de estos fármacos para interferir directamente en el sistema nervioso central y amplificar las señales de bienestar y saciedad es crucial para su éxito a la hora de favorecer la pérdida de peso. Este proceso conduce a una reducción de la ingesta de calorías, ya que la prolongada sensación de saciedad facilita la ingesta de comidas más pequeñas y la reducción del picoteo. Esta reducción de la ingesta de calorías es una consecuencia natural de la sensación de menos hambre.

Además, el efecto de los agonistas de los receptores de GLP-1 en el cerebro ayuda a los pacientes a cambiar sus hábitos alimentarios y a tomar decisiones más saludables, lo que puede conducir a un control del peso más sostenible a largo plazo. Este cambio de comportamiento es especialmente valioso, ya que ayuda a romper el ciclo, a menudo difícil, de dietas y aumento de peso que aqueja a muchas personas con obesidad.

En general, los agonistas de los receptores de GLP-1 permiten a los pacientes controlar su ingesta calórica y conseguir una pérdida de peso a largo plazo mediante una combinación de efectos físicos y psicológicos. Este enfoque holístico del tratamiento de la obesidad y la diabetes de tipo 2 los convierte en una valiosa opción de la terapia médica moderna.

Aplicación clínica y beneficios

Para las personas con diabetes de tipo 2 o prediabetes, estos medicamentos tienen una doble función, ya que ayudan tanto a reducir el peso como a mejorar el control glucémico. El control del peso es una parte esencial del tratamiento de la diabetes de tipo 2, ya que el sobrepeso y la obesidad pueden exacerbar la resistencia a la insulina, lo que agrava aún más la enfermedad.

Los efectos secundarios más frecuentes de los agonistas de los receptores de GLP-1 son molestias gastrointestinales como náuseas, vómitos, diarrea y estreñimiento. Estos efectos secundarios suelen ser de leves a moderados y suelen mejorar con el tiempo. También existen riesgos poco frecuentes pero más graves, como pancreatitis, problemas renales y posibles tumores de tiroides, que deben tenerse en cuenta antes de iniciar el tratamiento.

Análogos de la amilina (Symlin)

Los análogos de la amilina, como la pramlintida (Symlin), representan una clase especial de fármacos para la diabetes que se utilizan como complemento del tratamiento con insulina. La pramlintida es un análogo sintético de la hormona humana amilina, producida de forma natural por las células beta del páncreas junto con la insulina. En las personas diabéticas, especialmente las de tipo 1 y 2, que utilizan insulina, la producción o el efecto de la amilina suele ser insuficiente.

La pramlintida actúa imitando las funciones naturales de la amilina, que tiene varios efectos importantes sobre el control de la glucemia y la ingesta de alimentos. En primer lugar, ralentiza el vaciado del estómago después de una comida, lo que provoca una liberación más lenta de glucosa en el torrente sanguíneo y, por tanto, reduce los picos de glucemia después de las comidas. Este vaciado gástrico más lento también ayuda a prolongar la sensación de saciedad, lo que puede reducir la cantidad total de alimentos consumidos. Además, la pramlintida inhibe la secreción de glucagón, una hormona que aumenta los niveles de azúcar en sangre al estimular al hígado para que libere glucosa. Al reducir la secreción de glucagón, la pramlintida contribuye a estabilizar aún más los niveles de glucemia posprandial.

La pramlintida está especialmente indicada para pacientes diabéticos que no pueden controlar de forma óptima sus niveles de glucosa en sangre a pesar del tratamiento con insulina. Es de especial interés para los diabéticos de tipo 1 que necesitan un control adicional de los picos de glucemia y para los diabéticos de tipo 2 que utilizan insulina y tienen dificultades para alcanzar sus objetivos de glucemia. Además, la pramlintida puede ser beneficiosa para los pacientes con sobrepeso u obesidad y diabetes, ya que aumenta la sensación de saciedad y puede contribuir a la pérdida de peso.

La pramlintida ofrece un valioso apoyo a los pacientes sometidos a un tratamiento estructurado de la diabetes que luchan constantemente contra las fluctuaciones de los niveles de glucosa en sangre. Ayuda a moderar la absorción de glucosa después de las comidas, facilitando la consecución y el mantenimiento de niveles de glucemia más estables. El uso de pramlintida requiere una cuidadosa coordinación y supervisión por parte de un médico, ya que puede ser necesario ajustar la dosis de insulina para evitar hipoglucemias.

En general, la pramlintida mejora la calidad de vida de los pacientes gracias a un mejor control glucémico y favorece los objetivos de control de peso, lo que la convierte en un complemento importante en el tratamiento de la diabetes, especialmente para quienes ya utilizan insulina.

Preparados combinados (Contrave)

El bupropión/naltrexona, conocido con el nombre comercial de Contrave, es un medicamento para adelgazar que combina dos principios activos que actúan sinérgicamente para influir en el apetito y el hambre. Este fármaco es especialmente interesante porque interviene de forma única en los procesos neuroquímicos del cerebro que afectan al comportamiento alimentario, así como a los estados de ánimo y a los posibles mecanismos de adicción.

El bupropión es un principio activo que se utilizaba originalmente como antidepresivo y para dejar de fumar. Actúa principalmente como inhibidor de la recaptación de dopamina y noradrenalina, lo que significa que aumenta la disponibilidad de estos neurotransmisores en el cerebro. La dopamina desempeña un papel fundamental en la recompensa y la motivación, y también puede influir en la ansiedad por la comida, sobre todo por los alimentos dulces o grasos, que a menudo se asocian con la señalización de recompensa. La noradrenalina, por su parte, interviene en la regulación del estado de alerta y el gasto energético.

La naltrexona, el segundo fármaco de la combinación, se utiliza normalmente para tratar la adicción al alcohol y a los opiáceos. Actúa como antagonista de los receptores opiáceos, lo que significa que bloquea los efectos de los opiáceos que se producen de forma natural en el cerebro y forman parte del sistema de recompensa del organismo. Al bloquear estos receptores, la naltrexona puede ayudar a reducir los antojos y las sensaciones de recompensa asociadas a la alimentación.

La combinación de bupropión y naltrexona en Contrave utiliza estos mecanismos para reducir el apetito y aumentar la saciedad. Al mejorar el estado de ánimo y proporcionar un mayor estado de alerta, mientras que la naltrexona frena los aspectos gratificantes de la alimentación, se reduce el deseo general de comer. Esto convierte a Contrave en una opción eficaz para las personas que luchan contra el sobrepeso o la obesidad, especialmente cuando estas afecciones se asocian a aspectos emocionales como la alimentación por estrés o el bajo estado de ánimo.

Además de para la pérdida de peso, Contrave también puede ser adecuado para personas que luchan contra conductas adictivas o trastornos del estado de ánimo. Las propiedades antidepresivas del bupropión pueden servir de apoyo a los pacientes con trastornos depresivos, y las propiedades supresoras de la adicción de la naltrexona pueden ser útiles cuando la conducta alimentaria se considera parte de un problema de adicción.

El fármaco suele utilizarse como parte de un plan de tratamiento integral de control de peso que incluye cambios en la dieta, actividad física y cambios de comportamiento. Antes de utilizar Contrave, es importante consultar al médico, ya que el fármaco puede interactuar con otros medicamentos y no es adecuado para todos los pacientes. Puede provocar efectos secundarios como náuseas, estreñimiento, dolores de cabeza y, ocasionalmente, aumento de la tensión arterial, que deben ser controlados y evaluados por un médico.

El estado de salud como criterio de selección

A la hora de seleccionar una inyección para adelgazar, como las utilizadas en el tratamiento del sobrepeso y la obesidad, deben tenerse en cuenta numerosos factores para garantizar que el medicamento sea eficaz y seguro. El estado de salud del paciente desempeña un papel fundamental en este sentido.

Las enfermedades existentes, como la diabetes, pueden influir significativamente en la elección de la medicación. Por ejemplo, los agonistas del receptor GLP-1 pueden ser especialmente adecuados en estos casos, ya que no sólo ayudan a controlar el peso, sino que también mejoran el control de la glucemia. Por lo tanto, estos fármacos pueden ser doblemente beneficiosos para los diabéticos que desean perder peso.

Las enfermedades cardiovasculares también son importantes a la hora de elegir un medicamento para adelgazar. Algunos medicamentos pueden afectar al sistema cardiovascular, por ejemplo aumentando la tensión arterial o la frecuencia cardiaca. En este caso, es importante elegir un medicamento que sea seguro para los pacientes con estas enfermedades preexistentes o ajustar la dosis en consecuencia.

También deben tenerse en cuenta los problemas de salud mental, como la depresión o los trastornos de ansiedad, ya que algunos medicamentos para adelgazar pueden repercutir en el estado de ánimo y el bienestar. Los medicamentos que afectan al sistema nervioso central, como el bupropión, que también tiene efectos antidepresivos, pueden ser preferibles en estos casos.

Por tanto, la elección de la medicación adecuada para perder peso debe ser siempre una decisión individualizada basada en una evaluación médica exhaustiva. Es importante que los médicos tengan en cuenta todos los aspectos de la salud del paciente para garantizar un tratamiento seguro y eficaz. Las posibles interacciones con otros medicamentos que pueda estar tomando el paciente, así como las circunstancias y necesidades individuales, también deben tenerse en cuenta en el proceso de toma de decisiones.

Interacciones con otros medicamentos como criterio

La comprobación de las interacciones entre una inyección para adelgazar y otros medicamentos que pueda estar tomando un paciente es otro paso fundamental en el tratamiento seguro y eficaz del sobrepeso o la obesidad. Las interacciones farmacológicas pueden reducir la eficacia del tratamiento, aumentar los efectos secundarios no deseados o incluso causar problemas de salud peligrosos.

Por ejemplo, los agonistas de los receptores de GLP-1, que se utilizan habitualmente para perder peso, pueden tener interacciones potenciales con una variedad de otros medicamentos. Pueden afectar a la velocidad a la que los fármacos se liberan del estómago, lo que puede alterar la absorción y eficacia de estos medicamentos. Esto es especialmente relevante en el caso de medicamentos que requieren una dosificación precisa, como los antidiabéticos orales o los medicamentos para la tensión arterial.

Al utilizar bupropión/naltrexona, otra opción habitual para las inyecciones adelgazantes, los médicos deben tener en cuenta la combinación con otras sustancias con efecto sobre el sistema nervioso central, como ciertos antidepresivos o antipsicóticos. El bupropión puede aumentar el riesgo de convulsiones, sobre todo en combinación con fármacos que reducen el umbral convulsivo.

También es importante tener en cuenta la interacción entre las inyecciones para adelgazar y los medicamentos que afectan al riesgo de hemorragia, ya que algunos de estos medicamentos para adelgazar pueden afectar a la coagulación de la sangre. Esto podría provocar complicaciones en pacientes que toman anticoagulantes como la warfarina.

La evaluación de tales interacciones requiere una cuidadosa consideración y, a veces, el ajuste de la dosis o el horario de uso de la medicación. Es imperativo que los médicos y farmacéuticos revisen una lista completa de todos los medicamentos, incluidos los de prescripción, los de venta libre y los productos a base de hierbas, que un paciente esté utilizando antes de prescribir una inyección para la pérdida de peso. También se debe animar a los pacientes a que informen de cualquier cambio en su medicación o de la toma de nuevos medicamentos para garantizar que su plan de tratamiento siga siendo seguro y eficaz.

Efectos secundarios como criterio de selección

A la hora de elegir inyecciones para adelgazar, también deben tenerse muy en cuenta los posibles efectos secundarios, ya que pueden afectar a la calidad de vida del paciente y, en ocasiones, entrañar graves riesgos para la salud. Los efectos secundarios más comunes asociados a estos medicamentos, como náuseas, vómitos, diarrea y estreñimiento, suelen ser una expresión del efecto del fármaco sobre el tracto gastrointestinal. Estos síntomas pueden aparecer sobre todo durante la fase inicial del tratamiento y disminuir con el tiempo, a medida que el organismo se acostumbra a la medicación.

La ralentización del vaciado gástrico, un efecto común de muchos medicamentos para adelgazar, puede provocar náuseas y estreñimiento. Aunque este efecto puede contribuir a la pérdida de peso al prolongar la sensación de saciedad, el malestar asociado puede ser difícil de manejar para algunos pacientes. También pueden producirse diarreas y vómitos, ya que el organismo reacciona al cambio en la ingesta de alimentos y a los principios activos de la medicación.

Además, existen efectos secundarios más graves pero menos frecuentes que deben tenerse en cuenta a la hora de decidirse por una determinada inyección para adelgazar. Por ejemplo, el riesgo de pancreatitis, una inflamación del páncreas, puede aumentar con el uso de algunos agonistas de los receptores de GLP-1. Se trata de una enfermedad grave que requiere tratamiento inmediato. Se trata de una enfermedad grave que requiere tratamiento inmediato. También pueden producirse problemas renales, sobre todo si el fármaco interfiere en la absorción de líquidos o si ya existe un daño renal preexistente.

Por tanto, la elección de la medicación adecuada no debe basarse únicamente en la eficacia, sino también tener en cuenta la tolerancia individual del paciente y su perfil de riesgo. Es importante que médicos y pacientes trabajen juntos para sopesar los pros y los contras de cada opción terapéutica, teniendo en cuenta también cómo pueden afectar los efectos secundarios al estilo de vida cotidiano y a la salud general del paciente. La comunicación abierta sobre cualquier efecto secundario experimentado y la voluntad de ajustar el tratamiento en caso necesario son cruciales para garantizar que el tratamiento no sólo sea eficaz, sino también seguro.

Efectos a largo plazo como criterio de selección

La elección de una inyección para adelgazar como parte de un plan integral de control de peso que incluya cambios dietéticos, actividad física y terapia conductual es un paso importante para lograr el éxito de la pérdida de peso a largo plazo. De hecho, la idoneidad de los distintos tipos de inyecciones adelgazantes para el tratamiento a largo plazo varía en función de su modo de acción, eficacia, perfil de seguridad y tolerancia del paciente.

Algunas de las inyecciones para adelgazar más utilizadas se basan en agonistas del receptor GLP-1, como la liraglutida, la semaglutida y la dulaglutida. Estos fármacos no sólo son eficaces para reducir el peso corporal, sino que también tienen efectos positivos sobre el metabolismo de la glucosa, lo que los hace especialmente útiles para los pacientes con diabetes de tipo 2. Su efecto sobre la ralentización del vaciado gástrico y la mejora de la secreción de insulina los convierte en una opción atractiva para el tratamiento a largo plazo, sobre todo porque también pueden reducir el riesgo de enfermedades cardiovasculares.

Por lo general, estos medicamentos son adecuados para el uso a largo plazo, ya que ayudan a mejorar la salud metabólica general, además de la pérdida de peso. Los pacientes que utilizan agonistas de los receptores de GLP-1 suelen notar una mejora sostenida de la sensación de saciedad y una reducción de la ingesta de calorías, lo que facilita el mantenimiento del peso corporal reducido.

La tolerabilidad y el perfil de seguridad de los fármacos también son cruciales para la decisión de utilizarlos en una terapia a largo plazo. Los agonistas de los receptores de GLP-1 suelen tolerarse bien, aunque pueden provocar efectos secundarios como náuseas e indigestión en algunos pacientes. Estos efectos secundarios suelen ser temporales y pueden aliviarse ajustando la dosis o con otras medidas de apoyo.

Además de los agonistas de los receptores de GLP-1, hay otras clases de medicamentos, como la combinación de bupropión y naltrexona, que también pueden ser adecuados para su uso a largo plazo, sobre todo en pacientes que también luchan contra factores psicológicos como la depresión o las conductas adictivas. Estos medicamentos pueden ayudar a abordar el aspecto emocional del comportamiento alimentario, que para algunos pacientes puede ser un factor clave en la lucha contra la obesidad.

Por lo tanto, la elección de la inyección adelgazante adecuada para un tratamiento a largo plazo depende de factores individuales como el estado de salud del paciente, las enfermedades concomitantes, el perfil de seguridad de la medicación y la respuesta individual del paciente al tratamiento.

La disponibilidad como criterio de selección

La disponibilidad de inyecciones para adelgazar también puede ser un criterio de selección importante para las personas que se plantean la medicación para adelgazar. Debido a la creciente popularidad de este método de tratamiento y a ciertas limitaciones de producción, puede haber escasez regional. Esta escasez puede tener varias causas:

- Capacidades de producción: La producción de jeringuillas de administración de fármacos puede ser compleja y plantear exigencias específicas al entorno y la tecnología de producción. Si estas capacidades son limitadas, pueden producirse cuellos de botella en el suministro.
- Autorizaciones reglamentarias: En algunos países o regiones, los obstáculos reglamentarios pueden afectar a la disponibilidad de estos medicamentos. Los procedimientos de autorización pueden ser largos, lo que retrasa el lanzamiento al mercado de nuevos productos.
- Exceso de demanda: En caso de aumento repentino de la demanda, por ejemplo debido a los resultados positivos de un estudio o al interés público, la capacidad de producción existente puede no ser suficiente para satisfacer la demanda.
- Problemas de distribución y logística: los problemas logísticos mundiales o locales, como los causados por cambios políticos o pandemias,

también influyen en la disponibilidad de estos medicamentos.

Por lo tanto, es aconsejable que las personas que estén considerando un tratamiento con inyecciones para adelgazar se informen sobre la disponibilidad en su región en una fase temprana y, posiblemente, consideren alternativas si estos fármacos son difíciles de conseguir. También es importante considerar el tratamiento en un contexto global que incluya dieta y ejercicio para lograr los mejores resultados y no depender únicamente de la disponibilidad de un único medicamento.

El coste como criterio de selección

El coste de las inyecciones para adelgazar es otro criterio de selección clave para muchas personas que se plantean la medicación para perder peso. Los aspectos financieros pueden influir significativamente en la accesibilidad y la decisión a favor o en contra de dicho tratamiento.

Precios de mercado y fabricantes

El coste de las inyecciones para adelgazar puede variar según el fabricante y el país. Los medicamentos patentados suelen ser más caros que sus homólogos genéricos. En el precio también pueden influir factores como la exclusividad de mercado, los costes de producción y la política de precios del fabricante.

El coste de las inyecciones para adelgazar varía en función del medicamento concreto, la dosis y el sistema sanitario del país.

Por término medio, el coste de Wegovy, que se utiliza para la pérdida de peso en dosis más altas, puede rondar los 200 a 300 euros/dólares estadounidenses al mes, dependiendo de la farmacia y de los requisitos de dosificación. Saxenda puede costar algo menos, pero suele rondar los 200 euros/dólares al mes. Estos precios pueden variar en función de la dosis individual y del número de jeringas necesarias cada mes.

Costes adicionales

Además de los costes directos de las inyecciones propiamente dichas, también hay que tener en cuenta los gastos adicionales de los exámenes médicos periódicos, las consultas y los posibles tratamientos de los efectos secundarios.

Cobertura del seguro

La cuestión de la cobertura sanitaria de la medicación para la pérdida de peso es un tema difícil y tratado de forma incoherente en el que influyen mucho los sistemas sanitarios nacionales y las pólizas de seguros específicas.

En muchos países, deben cumplirse determinados criterios, como un índice de IMC definido, para que el seguro médico cubra los costes. Normalmente, estos tratamientos sólo los cubre el seguro si se han probado previamente otros métodos menos invasivos para perder peso, como la dieta y el ejercicio, y no han tenido éxito. La práctica suele ser incoherente dentro de un mismo país y, además, es volátil porque la práctica de las inyecciones para adelgazar, que todavía es relativamente nueva, aún no está establecida.

Las enfermedades acompañantes también desempeñan un papel importante. Las personas que padecen problemas de peso relacionados con enfermedades, como diabetes de tipo 2 o hipertensión, suelen tener más probabilidades de optar a la cobertura de tratamientos farmacológicos, ya que éstos pueden considerarse necesarios para el tratamiento de las afecciones subyacentes. En estos casos, médicos y pacientes argumentan que la reducción de peso no sólo beneficia la calidad de vida, sino que también puede reducir los costes generales del sistema sanitario al disminuir otras complicaciones de salud.

Sin embargo, las políticas específicas y las decisiones resultantes de las aseguradoras sanitarias varían considerablemente. En algunos países, los sistemas sanitarios están más orientados a apoyar las medidas preventivas y, por tanto, pueden ser más proclives a cubrir esos tratamientos. En otros países, sin embargo, la cobertura es menos probable a menos que el paciente cumpla una larga lista de requisitos.

En Alemania, por ejemplo, los seguros de enfermedad obligatorios no suelen cubrir el coste de los agonistas de los receptores de GLP-1 para adelgazar, como Wegovy (semaglutida) o Saxenda (liraglutida), como tratamiento estándar para perder peso. El uso principal de estos fármacos bajo la cobertura del seguro médico se centra en afecciones médicas específicas que van más allá del mero deseo de perder peso.

No obstante, puede considerarse la asunción de costes si se cumplen las siguientes condiciones:

- Presencia de obesidad: Por regla general, el paciente debe tener un índice de masa corporal (IMC) de al menos 30 kg/m², lo que se considera obesidad. En algunos casos, sobre todo si existen problemas de salud adicionales, pueden cubrirse los gastos aunque el IMC sea de 27 kg/m².
- Otras complicaciones de salud: Los pacientes con complicaciones relacionadas con la diabetes u otros problemas de salud relacionados con el peso, como hipertensión, apnea del sueño o determinadas enfermedades cardiovasculares, también podrían optar a la cobertura.
- Fracaso de las medidas convencionales: Por lo general, los métodos convencionales de pérdida de peso, como la dieta y el ejercicio, deben haberse probado y haberse considerado infructuosos. Un programa de control de peso supervisado médicamente que no haya mostrado resultados suficientes también podría ser un criterio.

Es importante que el médico tratante aporte justificación y documentación médicas detalladas de la necesidad de este tratamiento, ya que las compañías de seguros médicos suelen negarse a cubrir los costes sin ello. La decisión también puede variar de una compañía de seguros sanitarios a otra, por lo que es aconsejable tratar las posibilidades y condiciones de cobertura de los costes directamente con su propia compañía de seguros sanitarios.

La decisión de cobertura también suele estar influida por consideraciones económicas. El coste de los tratamientos farmacológicos para perder peso puede ser elevado, y las aseguradoras deben sopesar el ahorro potencial a largo plazo derivado de la reducción de los problemas de salud frente al coste inmediato de la medicación.

Por lo tanto, es aconsejable que los pacientes que se planteen este tipo de tratamiento averigüen exactamente qué cubre su seguro médico y, si es necesario, hablen con profesionales médicos sobre las posibilidades de que se les reembolsen estos gastos.

Uso óptimo de las jeringuillas para adelgazar

Para maximizar la eficacia de las inyecciones de adelgazamiento y minimizar al mismo tiempo los riesgos y efectos secundarios, es importante adoptar un enfoque integral que incluya el uso y la dosificación correctos, la combinación con planes dietéticos y programas de ejercicio, y el seguimiento y ajuste periódicos del tratamiento.

Aplicación y dosificación correctas

El uso de inyecciones para la pérdida de peso, especialmente los agonistas del receptor GLP-1, requiere una cuidadosa orientación y formación del paciente para garantizar un uso eficaz y seguro. El proceso comienza con una formación exhaustiva sobre el manejo y la administración correctos de la medicación.

Formación para la autoinyección

Los pacientes que utilicen jeringuillas para adelgazar deben ser instruidos en la técnica de la autoinyección. Esto incluye la correcta extracción del medicamento del vial o la manipulación de las plumas precargadas. La formación también debe incluir una demostración de cómo quitar el capuchón protector, colocar la aguja de forma segura y preparar la jeringa para la inyección. Es importante que los pacientes aprendan a eliminar las burbujas de aire de la jeringa para garantizar una dosificación precisa.

Selección del lugar de inyección

La inyección subcutánea permite administrar el medicamento directamente bajo la piel, lo que favorece una absorción lenta y uniforme del principio activo. Las zonas típicas de inyección son el abdomen, el muslo y el antebrazo. Se prefieren estas zonas porque son fácilmente accesibles y disponen de suficiente tejido graso subcutáneo, lo que hace que la inyección sea menos dolorosa. Para minimizar el riesgo de irritación de la piel, lipodistrofia o infección, debe indicarse a los pacientes que cambien de zona de inyección en cada aplicación. La alternancia sistemática de los sitios puede ayudar a mantener el tejido sano y optimizar la absorción del fármaco.

Instrucciones de dosificación

La dosis de las inyecciones adelgazantes debe ajustarse individualmente para lograr la máxima eficacia con los mínimos efectos secundarios. La dosis inicial suele ser baja y se aumenta gradualmente en función de la tolerancia y las reacciones del paciente. Este aumento gradual ayuda al organismo a acostumbrarse a la medicación y puede reducir la frecuencia y gravedad de efectos secundarios como náuseas y vómitos. La dosis exacta y el calendario de aumento deben comunicarse claramente para garantizar que el paciente sigue las directrices al pie de la letra.

Supervisión y personalización

El seguimiento continuo por parte de los profesionales sanitarios es crucial para evaluar la respuesta del paciente al tratamiento y ajustar la dosis en consecuencia. Las visitas periódicas de seguimiento permiten al médico evaluar la eficacia del tratamiento y responder a los posibles efectos secundarios. Estas citas también brindan la oportunidad de revisar y corregir la técnica de autoinyección, que es especialmente importante para garantizar la adherencia y el bienestar del paciente a largo plazo.

Mediante la aplicación de estas estrategias integrales de educación y seguimiento, los pacientes no sólo pueden mejorar su capacidad para autogestionar su tratamiento, sino también aumentar sus posibilidades de perder peso de forma satisfactoria y sostenible.

Combinación con planes de nutrición y programas de ejercicio

Las inyecciones adelgazantes pueden contribuir significativamente a la pérdida de peso, especialmente cuando se utilizan como parte de un programa integral de control de peso que incluye planes de dieta y ejercicio cuidadosamente adaptados. Este enfoque integrador reconoce que la pérdida de peso sostenible y la promoción de la salud no pueden lograrse únicamente mediante medicación, sino que requieren un cambio integral del estilo de vida.

Planes de nutrición

Una estrategia nutricional bien pensada es crucial para maximizar el efecto de las inyecciones para adelgazar. Una dieta rica en nutrientes y controlada en calorías no sólo ayuda a conseguir el déficit calórico necesario para perder peso, sino que también ayuda al organismo a obtener todas las vitaminas, minerales y otros nutrientes necesarios para gozar de una salud óptima. Dichos planes dietéticos deben incluir los siguientes aspectos:

- Distribución equilibrada de macronutrientes: los hidratos de carbono, las proteínas y las grasas deben estar en una proporción que satisfaga las necesidades individuales, por ejemplo, más proteínas para saciar y favorecer la construcción muscular y grasas saludables que proporcionen energía a largo plazo y favorezcan la salud del corazón.
- Incluya alimentos integrales: Las frutas, las verduras, los cereales integrales y las proteínas magras son esenciales porque aportan menos calorías con mayor valor nutritivo, ayudando a controlar el hambre y los antojos.
- Limite los alimentos procesados y el azúcar: pueden alterar los niveles de insulina y provocar un aumento de peso. Reducirlos no sólo puede

ayudar a controlar el peso, sino también a reducir el riesgo de diabetes y otras enfermedades metabólicas.

Programas de ejercicio

La actividad física es otro pilar central en el tratamiento de la obesidad y debe incluir tanto ejercicio aeróbico como entrenamiento de fuerza:

- Ejercicio aeróbico: Actividades como correr, nadar o montar en bicicleta mejoran la salud cardiovascular y queman calorías, lo que contribuye directamente a la pérdida de peso. El ejercicio aeróbico regular también mejora la sensibilidad a la insulina, lo que es especialmente importante para las personas con diabetes o al borde de padecerla.
- Entrenamiento de fuerza: El aumento de la masa muscular es crucial, ya que los músculos queman más calorías que el tejido adiposo, incluso en reposo. El entrenamiento de fuerza no sólo fortalece los músculos, sino que también mejora la densidad ósea y la composición corporal general.

Revisión y ajuste periódicos

Combinar estos elementos en un plan integral requiere un seguimiento cuidadoso y ajustes periódicos para garantizar que se alcanzan los objetivos y se mantiene la salud. Esto implica reuniones periódicas con un nutricionista y un preparador físico, así como un seguimiento médico continuo por parte del médico que prescribe las inyecciones para adelgazar. Los ajustes pueden ser necesarios en respuesta a cambios en el estilo de vida, las condiciones de salud o simplemente la respuesta del cuerpo al tratamiento anterior.

Al tener en cuenta estos aspectos, el control del peso con inyecciones para adelgazar no sólo resulta más eficaz, sino también más sostenible, ya que ayuda a los pacientes a desarrollar hábitos saludables que conducen a una mejor salud a largo plazo.

Seguimiento médico del tratamiento

El seguimiento médico regular es esencial para garantizar que el tratamiento con inyecciones adelgazantes siga siendo seguro y eficaz. Esto incluye controles periódicos del peso, la tensión arterial, los niveles de azúcar en sangre y otros indicadores de salud relevantes.

El tratamiento debe poder adaptarse con flexibilidad para responder a los cambios en la respuesta del paciente o a la aparición de efectos secundarios. Se pueden ajustar las dosis, cambiar la medicación o recomendar medidas de apoyo adicionales, en función de las necesidades individuales.

En colaboración con nutricionistas, fisioterapeutas y otros profesionales sanitarios, pueden hacerse ajustes periódicos basados en los últimos descubrimientos médicos y en la evolución personal del paciente. Este enfoque interdisciplinar es crucial para garantizar el éxito a largo plazo y mejorar la calidad de vida del paciente.

Duración del tratamiento

Las inyecciones para adelgazar suelen formar parte de una estrategia de tratamiento a largo plazo. Estos medicamentos, que suelen inyectarse una vez a la semana, pueden ayudar a reducir la sensación de hambre y favorecer la pérdida de peso. Sin embargo, es precisamente este carácter a largo plazo lo que plantea un reto en términos de coste.

La naturaleza a largo plazo de este tratamiento significa que el coste total incluye no sólo la compra de la medicación, sino también las visitas periódicas al médico para controlar los progresos y los posibles efectos secundarios. A lo largo de meses o incluso años, estos costes pueden ser significativos y representar un obstáculo financiero para muchos pacientes.

La asunción de los costes por parte de las aseguradoras sanitarias varía enormemente. En países con sistemas sanitarios completos o políticas de seguros que promueven los tratamientos preventivos, estos costes pueden estar parcial o totalmente cubiertos. En otros casos, los pacientes pueden tener que pagar ellos mismos la mayor parte o la totalidad de los costes, lo que puede limitar la accesibilidad de este tratamiento.

También es importante señalar que la eficacia y la necesidad de seguir utilizando estas inyecciones deben revisarse periódicamente. No todos los pacientes obtendrán los resultados deseados con estos tratamientos y es posible que sea necesario realizar ajustes en los métodos de tratamiento, lo que puede acarrear costes adicionales.

Puede ser útil que los afectados hablen en detalle con su médico y su seguro médico sobre los costes previstos y la duración del tratamiento. También puede ser útil preguntar por alternativas genéricas o buscar apoyo en los programas sanitarios gubernamentales o en los programas de asistencia a pacientes de los fabricantes farmacéuticos, que en algunos casos ofrecen ayuda económica para tratamientos a largo plazo.

Interrupción del tratamiento

En teoría, el tratamiento con inyecciones para adelgazar que contienen agonistas de los receptores de GLP-1, como la semaglutida o la liraglutida, puede interrumpirse, pero debe hacerse con cuidado y, a ser posible, consultando a un médico. Hay varias razones por las que puede interrumpirse un tratamiento de este tipo, pero es importante conocer las posibles consecuencias de la interrupción.

- Eficacia: Los agonistas de los receptores de GLP-1 actúan regulando el apetito y mejorando la sensibilidad a la insulina. Alcanzan su plena eficacia mediante un uso continuado. Su interrupción puede provocar una pérdida de progreso en el control del peso, ya que deja de mantenerse el mecanismo subyacente de control del apetito y mejora de la actividad metabólica.

- Control del peso: Muchos usuarios vuelven a ganar peso tras dejar de tomar la medicación, ya que las condiciones fisiológicas originales que condujeron al sobrepeso o la obesidad a menudo permanecen inalteradas. Recuperar peso puede ser desalentador y socavar los objetivos de control de peso a largo plazo.
- Supervisión médica: Si se decide interrumpir el tratamiento, debe hacerse bajo supervisión médica. El médico puede ayudar a organizar la interrupción de forma que se reduzcan al mínimo los posibles efectos negativos y puede aconsejar sobre cómo reanudar el tratamiento de forma segura en una fecha posterior.
- Efectos secundarios y tolerabilidad: En algunos casos, puede ser aconsejable interrumpir el tratamiento, sobre todo si aparecen efectos secundarios o problemas de salud que desaconsejen seguir utilizando el medicamento. En tales casos, puede ser necesaria una interrupción para proteger la salud del paciente o para evaluar opciones de tratamiento alternativas.
- Coste y accesibilidad: El elevado coste y la disponibilidad potencialmente limitada de la medicación también pueden ser motivos de

interrupción, sobre todo si no son sostenibles a largo plazo.

En todos los casos, es aconsejable tomar una decisión de este tipo con un profesional sanitario para asegurarse de que redunda en beneficio de la salud del paciente y de sus objetivos a largo plazo. También deben considerarse alternativas y estrategias de apoyo para garantizar la continuidad del control del peso.

Fuentes de suministro

Hay varias formas de obtener inyecciones para adelgazar:

- Prescripción médica: En Europa, Estados Unidos y muchos otros países, las inyecciones para adelgazar requieren prescripción médica. Esto significa que un médico debe determinar la necesidad de este tratamiento y emitir una receta. Esta es la forma habitual de garantizar que el tratamiento es médicamente adecuado y seguro para el paciente.
- Especialistas en endocrinología o diabetología: Suelen ser especialistas en endocrinología o diabetología quienes prescriben esta medicación, ya que están especializados en enfermedades metabólicas y desequilibrios hormonales. Estos médicos pueden llevar a cabo una evaluación exhaustiva de la salud y determinar si el tratamiento con agonistas de los receptores de GLP-1 es adecuado.
- Clínicas de control de peso: Muchos centros sanitarios especializados en el control del peso también ofrecen acceso a tratamientos farmacológicos como las inyecciones para adelgazar. Estas clínicas suelen contar con equipos de médicos, dietistas y otros profesionales que ofrecen un enfoque integrado de la pérdida de peso.

También suelen ofrecer planes financieros para el tratamiento.
- Farmacias en línea y telemedicina: Algunas farmacias en línea y proveedores de telemedicina también pueden recetar inyecciones para adelgazar tras una consulta en línea con un médico cualificado. Esta puede ser una opción cómoda para los pacientes que viven en zonas remotas o tienen dificultades para ver a un médico en persona. Sin embargo, es importante asegurarse de que estos servicios están autorizados y regulados para evitar riesgos.
- Compra directa en la farmacia con receta: Tras recibir una receta, el medicamento puede comprarse en casi cualquier farmacia. Los farmacéuticos también pueden proporcionar información adicional sobre el uso y almacenamiento correctos del medicamento.

Consideraciones éticas y sociales

El debate ético sobre las inyecciones para adelgazar plantea una serie de cuestiones morales. Este debate toca temas como los estándares de la imagen corporal, el acceso a la atención médica y la cuestión de hasta dónde deben llegar las intervenciones médicas para alterar las condiciones naturales del cuerpo. Aquí sólo nos referiremos a estas cuestiones, ya que, de hecho, cada vez están más marginadas.

Las inyecciones para adelgazar ofrecen un valioso apoyo médico a las personas para las que los métodos convencionales, como la dieta y el ejercicio, no bastan por sí solos para lograr un peso saludable. Estos medicamentos son una opción especialmente importante para las personas obesas o con sobrepeso, lo que ya ha provocado complicaciones de salud como diabetes de tipo 2 o enfermedades cardiovasculares. Gracias a la eficaz reducción de peso que posibilitan estas inyecciones, muchas de las personas afectadas pueden experimentar una mejora de su estado de salud. Esto puede conducir a una menor dependencia de otros medicamentos, favorecer un mejor rendimiento físico y mejorar la calidad de vida en general.

Además, las inyecciones para adelgazar ayudan a concienciar y comprender la obesidad como enfermedad crónica. Al tratarla médicamente, puede reducirse el estigma que suele asociarse a la obesidad. Esto conduce a una mayor empatía y apoyo a los afectados, ayudándoles a sentirse menos aislados y más aceptados socialmente.

También es importante reconocer que el desarrollo de estos tratamientos médicos es el resultado de una amplia labor de investigación e innovación destinada a ofrecer soluciones viables a graves problemas de salud. Estos avances en medicina refuerzan el derecho de las personas a la autodeterminación sobre su salud y permiten tratamientos personalizados que antes no eran posibles.

En general, las inyecciones para adelgazar ofrecen a muchas personas una mejora de su salud y calidad de vida que les cambiará la vida. Son un ejemplo de cómo la innovación médica puede contribuir a superar los retos de las enfermedades crónicas y ayudar a los afectados a llevar una vida más activa y saludable.

Además, las inyecciones para adelgazar ofrecen una opción de tratamiento eficaz para las personas que padecen una obesidad poco saludable y para las que otros métodos, como la dieta y el ejercicio, no han tenido éxito. Para estas personas, las inyecciones no sólo pueden permitir la pérdida de peso, sino también una mejora de las condiciones de salud asociadas, como la diabetes de tipo 2, las enfermedades cardiovasculares y otras. A menudo se argumenta aquí que el acceso a estos tratamientos es una cuestión de justicia médica y puede ayudar a las personas a vivir más sanas y potencialmente más tiempo.

La creciente normalización de las inyecciones para adelgazar contribuirá a reducir la estigmatización del sobrepeso y la obesidad al reconocerlos como afecciones médicas tratables. Al reconocer la obesidad como una afección que requiere intervención médica, esto podría ayudar a reducir la culpa y la autoculpabilización entre los afectados.

Pero, naturalmente, también preocupa la ética de las intervenciones médicas que pretenden alterar el cuerpo. Algunos ven en ello un rechazo a la aceptación de la diversidad natural del cuerpo. Por otra parte, los partidarios sostienen que el acceso a tales tratamientos refuerza el derecho de las personas a la autodeterminación en la toma de decisiones sobre su cuerpo y su salud.

En general, el debate en torno a las inyecciones para adelgazar es complejo y plantea cuestiones importantes sobre las prioridades de nuestra sociedad, la comprensión de la salud y el papel de la medicina en nuestras vidas. Sigue siendo importante que estos debates se celebren para garantizar una comprensión equilibrada de los pros y los contras de tales intervenciones médicas.

Sin embargo, según los autores, los factores positivos de las inyecciones para adelgazar superan claramente a los negativos.

Nuevos fármacos, conclusión y perspectivas

Las inyecciones para adelgazar ya son mejores que su reputación. Por primera vez, tienen el potencial de combatir eficazmente la enfermedad generalizada de la obesidad. No es necesario insistir en lo que esto puede significar para los afectados.

En el futuro podrían producirse mejoras significativas en las inyecciones para adelgazar. Los investigadores están trabajando para aumentar la eficacia de estos fármacos dirigiéndolos más eficazmente a las vías metabólicas pertinentes. El objetivo es conseguir efectos más potentes y duraderos en la pérdida de peso, minimizando al mismo tiempo los efectos secundarios. También resulta prometedor el desarrollo de nuevas terapias combinadas que reúnen distintos principios activos para favorecer la pérdida de peso. Estas terapias podrían mejorar la eficacia del tratamiento al tiempo que se reducen las dosis de los componentes individuales, lo que aumenta la tolerabilidad.

Otro avance significativo podría residir en la forma de administración de estos fármacos. Actualmente se administran sobre todo en forma de inyecciones, pero la investigación podría conducir a formas más cómodas, como dosis orales o dispositivos implantables que liberen el fármaco de forma continua. La investigación también está estudiando enfoques de medicina personalizada, en los que el tratamiento se adapta específicamente a las características genéticas, metabólicas y fisiológicas individuales de los pacientes para optimizar la terapia.

También es importante el futuro papel del **cortisol**, una hormona conocida por regular el metabolismo y la respuesta del organismo al estrés. Los niveles elevados de cortisol pueden provocar un aumento de peso e influir en el apetito y el comportamiento de almacenamiento de grasas. Las futuras terapias podrían tener como objetivo modular los niveles de cortisol o mitigar sus efectos en el organismo para mejorar la eficacia de las inyecciones de adelgazamiento. Esto podría hacerse mediante terapias combinadas que no sólo contengan agonistas del GLP-1, sino también componentes que aborden específicamente los efectos metabólicos causados por el cortisol.

La tirzepatida, un principio activo relativamente nuevo en el tratamiento de la diabetes de tipo 2, también muestra resultados prometedores en el ámbito de la reducción de peso y podría desempeñar un papel importante en las inyecciones para adelgazar en el futuro. La tirzepatida es un agonista dual que activa tanto el receptor del péptido-1 similar al glucagón (GLP-1) como el del polipéptido insulinotrópico dependiente de la glucosa (GIP). Estas propiedades lo hacen especialmente eficaz para controlar los niveles de azúcar en sangre y reducir el peso corporal.

En estudios clínicos, la tirzepatida ha mostrado muy buenos resultados en términos de pérdida de peso. Por ejemplo, el estudio de fase 3 SURMOUNT-1 demostró que los participantes tratados con tirzepatida lograron una pérdida de peso muy significativa, de hasta el 20% de su peso corporal. Esto supera los resultados obtenidos con los actuales agonistas del GLP-1, como la semaglutida, que también se utilizan para perder peso.

El modo de acción de la tirzepatida implica varios mecanismos: mejora la sensibilidad a la insulina, ralentiza el vaciado gástrico y aumenta la sensación de saciedad, lo que conduce a una menor ingesta de calorías. Estos efectos son especialmente beneficiosos para las personas que tienen dificultades para reducir su peso sólo con dieta y ejercicio.

Basándose en estos prometedores resultados, se espera que la tirzepatida desempeñe un papel cada vez más importante en el desarrollo de inyecciones adelgazantes en el futuro. Sin embargo, la aprobación y el lanzamiento al mercado de la tirzepatida como adelgazante aún tardarán algún tiempo, ya que deben completarse las fases finales de los ensayos clínicos y el proceso de aprobación.

Las perspectivas de desarrollo y mejora de las inyecciones para adelgazar son, por tanto, prometedoras y se centran en una mayor eficacia, facilidad de uso y opciones de tratamiento personalizadas que tienen el potencial de mejorar aún más la calidad de vida de muchas personas.

También se espera que las inyecciones para adelgazar - como muchos medicamentos nuevos- se abaraten con el tiempo. El futuro de los precios de las inyecciones para adelgazar, como los agonistas de los receptores GLP-1, depende de varios factores, pero hay motivos para ser prudentemente optimistas y pensar que podrían hacerse más asequibles con el tiempo. A medida que aumente la demanda de estos fármacos, los fabricantes podrían beneficiarse de economías de escala que les permitan bajar los precios. Además, los avances tecnológicos y los métodos de producción más eficientes podrían conducir a una reducción de los costes de fabricación. Otro factor de influencia importante es la expiración de las patentes de los medicamentos existentes, que allana el camino a los genéricos más baratos. También podrían influir las decisiones normativas y las políticas sanitarias encaminadas a reducir el coste de los medicamentos. Aunque el precio de los medicamentos es complejo y depende de muchos factores variables de mercado y políticos, esta evolución nos permite albergar esperanzas de que el coste de las inyecciones con receta disminuya en el futuro.